Jyoti Byakodi
Pushpanjali K
Raghavendra Byakodi

Manual de Riscos Profissionais em Medicina Dentária

Jyoti Byakodi
Pushpanjali K
Raghavendra Byakodi

Manual de Riscos Profissionais em Medicina Dentária

ScienciaScripts

Imprint

Cover image: www.ingimage.com

This book is a translation from the original published under ISBN 978-620-7-84481-4.

Publisher:
Sciencia Scripts
is a trademark of
Dodo Books Indian Ocean Ltd. and OmniScriptum S.R.L publishing group

120 High Road, East Finchley, London, N2 9ED, United Kingdom
Str. Armeneasca 28/1, office 1, Chisinau MD-2012, Republic of Moldova, Europe
Printed at: see last page
ISBN: 978-620-8-03707-9

ÍNDICE

Introdução

A saúde é um daqueles termos que a maioria das pessoas tem dificuldade em definir, embora esteja confiante no seu significado. Por isso, muitas definições de saúde têm sido apresentadas ao longo do tempo. A definição de saúde amplamente aceite é a dada pela OMS (1948) no preâmbulo da sua constituição, que é a seguinte

"A saúde é um estado de completo bem-estar físico, mental e social e não apenas ausência de doença ou enfermidade".

A saúde no trabalho é um tema abrangente que inclui a saúde, a segurança e o bem-estar dos trabalhadores. É um ramo importante da medicina preventiva. Trata da promoção e da proteção da saúde dos trabalhadores, do diagnóstico precoce e do tratamento imediato das doenças profissionais e da reabilitação em caso de incapacidade.

Tal como a casa e a escola, o local de trabalho é também uma parte importante do ambiente do homem. Os agentes físicos, químicos e biológicos e o ambiente de trabalho no local de trabalho podem afetar a saúde e a eficiência do trabalhador. Um homem está exposto a estes factores pelo menos 6 a 8 horas por dia no seu local de trabalho ou ocupação Ambiente de trabalho - "Definido como a soma das condições e influências externas que prevalecem no local de trabalho e que têm influência na saúde da população ativa."

[th]A história da sensibilização para os riscos profissionais remonta ao século XVIII, quando Bernadino Ramazzini, conhecido como o pai da medicina do trabalho, reconheceu o papel da atividade profissional na dinâmica da saúde e das doenças. Até mesmo referências aos efeitos nocivos da exposição a produtos químicos no trabalho podem ser encontradas nos escritos de Hipócrates e noutros textos da literatura grega e romana. À luz dos aspectos acima referidos, é feita uma tentativa de avaliar os perigos e o tipo de exposição a que os dentistas têm estado expostos e sugerir medidas preventivas prováveis.

A medicina dentária é definida como a avaliação, o diagnóstico, a prevenção e o tratamento (não cirúrgico, cirúrgico ou procedimentos relacionados) de doenças, perturbações e condições da cavidade oral, da área maxilofacial e das estruturas adjacentes e associadas e o seu impacto no corpo humano; é prestada por um dentista, no âmbito da sua educação, formação e experiência, pela ética da profissão e pela legislação aplicável. *(Tal como adotado pela Câmara de Delegados da ADA em 1997)*

É peculiar entre as várias profissões da área da saúde, na medida em que impõe ao praticante exigências simultaneamente artísticas e científicas.

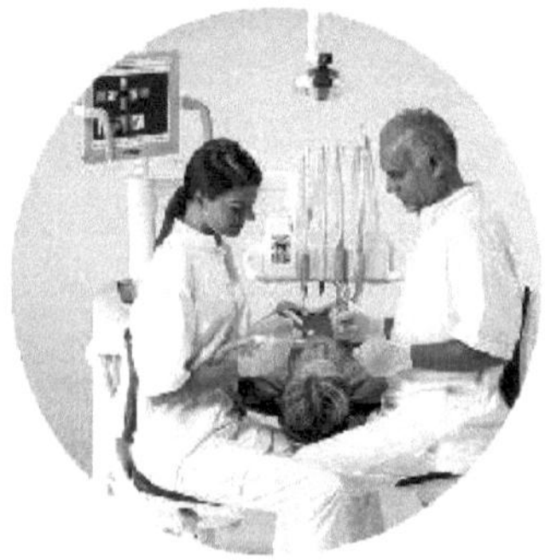

No exercício da sua profissão, os dentistas estão expostos a uma série de riscos profissionais. Estes provocam o aparecimento de várias doenças, específicas da profissão, que se desenvolvem e intensificam com o passar dos anos. Em muitos casos, resultam em doenças e complexos de doenças, algumas das quais são consideradas doenças profissionais. Os progressos técnicos no domínio das ciências médicas criam novos perigos, como o risco de radiações, choques eléctricos, deficiências auditivas e problemas oculares devido aos lasers, etc.

RISCO PROFISSIONAL:

``Fonte ou situação com potencial para causar danos em termos de lesões ou problemas de saúde, danos à propriedade, danos ao ambiente de trabalho ou uma combinação destes."

Factores responsáveis pelos riscos profissionais em medicina dentária

Os factores responsáveis pelos riscos profissionais em medicina dentária e pelas doenças daí resultantes podem ser agrupados da seguinte forma

Sl. Não	Factores etiológicos	Manifestações de doenças
1	Postura de trabalho específica	a) Aparelho locomotor b) Sistema C V c) Sistema Excretor d) Sistema de secretaria e) Sistema nervoso
2	Contacto com os doentes	a) Doenças infecciosas b) Cansaço mental c) Comunicação com o doente d) Realista da atividade pessoal
3	Contacto com equipamentos, medicamentos, materiais e raios X	a) Intoxicação b) Alergia c) Riscos de raios X
4	Doença de natureza mista	Estas doenças resultam de uma combinação dos factores acima referidos. Eis os factores básicos que podem causar fadiga física ou mental

		são também considerados nesta classificação.

Assim, os factores que afectam os profissionais de medicina dentária são discutidos nos seguintes pontos

- Riscos biológicos para a saúde
- Riscos físicos
- Riscos químicos
- Riscos mecânicos
- Riscos psicossociais

RISCOS FÍSICOS

Os riscos físicos mais comuns são o ruído térmico, as lesões oculares ligeiras, a radiação ultravioleta, os ferimentos provocados por brocas e instrumentos, as radiações de radiofrequência e de micro-ondas e o amianto.

Lesões oculares:

Os acidentes que resultam em lesões nas regiões oculares e faciais do dentista, dos auxiliares e do doente podem ocorrer em qualquer altura, mas principalmente durante: -

- Instrumentação de ultra velocidade
- Passagem e manipulação de instrumentos e medicamentos
- Descamação e profilaxia oral
- Procedimentos de tratamento diversos
- Durante os procedimentos laboratoriais
- Corpos estranhos

Proteção dos olhos:

A maior parte das lesões oculares são evitadas com o simples uso de óculos de correção ou de segurança. As protecções laterais são obrigatórias para uma proteção completa dos olhos contra os detritos voadores encontrados nos procedimentos laboratoriais.

Ter sempre os devidos cuidados durante a utilização dos instrumentos, de modo a evitar ferimentos nos olhos dos doentes e do dentista.

Radiação ultravioleta :

Todo o pessoal deve estar consciente dos riscos associados à exposição aos raios ultravioleta e das fontes desta radiação. As fontes de radiação ultravioleta incluem geradores ultravioleta para cortar resinas de restauração e selantes de fossas e fissuras, luzes ultravioleta para placas, iluminação para fotografia intra-oral e metal fundido utilizado para fundição.

Podem ser observados os seguintes riscos para a saúde

- Conjuntivite, fotoqueratites
- Eritema da pele ou da mucosa
- Precipitação de lesões de herpes simplex
- Possível alteração das células e dos vírus que transforma o vírus num tipo mais oncogénico e torna as células mais susceptíveis a esta nova forma de vírus.

Proteção:

Seguem-se vários meios de proteção contra a radiação ultravioleta

- Óculos de proteção para filtrar a radiação UV
- Utilização de um dique de borracha para proteger os tecidos do paciente
- Proteção adequada do gerador de UV para evitar a exposição permanente
- Utilização de luz UV durante o menor tempo possível para realizar o procedimento
- Aplicação da luz UV apenas na zona a tratar

Feridas de perfuração provocadas por brocas e instrumentos:

Os arranhões e as feridas por punção resultantes do contacto com brocas e instrumentos são provavelmente as lesões dentárias mais comuns. As brocas deixadas nas peças de mão podem causar ferimentos ao perfurar os tecidos moles e depois partir-se. Pode ser necessária uma remoção cirúrgica para remover o segmento fracturado.

Precauções a ter com as brocas

- Retirar as brocas das peças de mão quando a sua utilização estiver concluída
- Nunca utilize uma broca que tenha sido dobrada ou partida
- Colocar um rolo de algodão sobre as brocas que têm de ser deixadas na peça de mão
- Não utilize o tampo da mesa do suporte ou outra superfície para inserir as brocas na

peça de mão, porque isso pode resultar numa broca dobrada ou num acidente que crie uma ferida perfurante

- Utilizar apenas o trocador de brocas recomendado pelo fabricante para remover e inserir brocas.

Precauções para os instrumentos:

- O instrumento afiado num pacote de esterilização deve ter um rolo de algodão na extremidade afiada
- Manter os instrumentos na mesa em ordem e não permitir que fiquem presos em gaze ou outros materiais
- Guardar os instrumentos num armário ou numa embalagem quando não estão a ser utilizados
- Passar a extremidade romba dos instrumentos para o recetor
- Utilizar uma pinça hemostática para colocar as lâminas no cabo do bisturi. Deitar fora as lâminas no recipiente original ou num invólucro para evitar ferimentos no pessoal de limpeza.

Radiação por radiofrequência e micro-ondas

Estes são raros em medicina dentária e apenas dois itens de preocupação são a interferência do pacemaker e as unidades de diatermia.

Interferência do pacemaker:

Tanto o paciente como o pessoal dentário que possui pacemakers devem estar conscientes dos problemas associados à interferência electromagnética. Para evitar arritmias provocadas por pacemakers, são apresentadas as seguintes recomendações

1) As pessoas com pacemakers cardíacos devem evitar dispositivos dentários que emitam interferências electromagnéticas.

2) Conhecer ou tentar determinar o tipo de pacemaker e a sua capacidade de rejeitar interferências

3) Em caso de dúvida, consultar o cardiologista

Assim, os equipamentos dentários que devem ser utilizados com precaução são as unidades electrocirúrgicas, os scalers ultra-sónicos, as máquinas de fundição por indução, as unidades de diatermia e as escovas de dentes eléctricas.

Unidades de diatermia

As unidades de diatermia são geradores de micro-ondas utilizados para aplicar calor penetrante em áreas selecionadas do corpo. São normalmente utilizados após procedimentos de cirurgia oral, disfunção da dor miofacial e em lesões traumáticas.

Os riscos de utilização incluem queimaduras, necrose dos tecidos e choques eléctricos.

- Precauções
- Minimizar a exposição
- Colocar cuidadosamente o dispositivo emissor
- Manuseamento correto dos instrumentos

Tanto as precauções como os perigos aplicam-se mais ao doente do que ao operador, exceto se houver uma utilização incorrecta da unidade.

Amianto:

O amianto é utilizado em medicina dentária como material de revestimento para anéis e cadinhos de fundição, como aglutinante em pensos periodontais e para investimentos em soldadura. O amianto apresenta graves riscos para a saúde. Estes incluem o cancro do pulmão, da cavidade pleural e do trato gastrointestinal, bem como a asbestose e a fibrose pulmonares.

Precauções

- Evitar a utilização de material de revestimento de anéis e cadinhos feito de amianto {substituir por Kaoliner}
- Evitar a utilização de pensos periodontais e investimentos de soldadura que contenham amianto.

Recomendações em caso de utilização de amianto

- Usar uma máscara facial e luvas. Lavar bem as mãos depois de utilizar
- Cortar o material de revestimento (não rasgar)
- Humedecer o material de revestimento de amianto antes de o utilizar para reduzir as fibras em suspensão no ar
- Proibir fumar, beber e comer nas zonas onde o amianto é utilizado
- Trabalhar com amianto apenas com um sistema de exaustão local,
- Informar todo o pessoal sobre os perigos

RISCOS TÉRMICOS

As lesões térmicas podem ser provocadas por duas fontes gerais

1) Líquidos inflamáveis e
2) Instrumentos, materiais e dispositivos aquecidos, tais como varas compostas, autoclaves, vapor químico, esterilizadores de esferas de vidro, pontas de guta-percha, resinas produtoras de calor, aquecedores compostos, queimadores de gás, tochas de álcool e lâmpadas em luzes dentárias.

Precauções para instrumentos aquecidos

- Mão com cuidado
- Não tocar nos materiais imediatamente após a remoção do autoclave
- As autoclaves, os vapores químicos, os esterilizadores de esferas de vidro e os maçaricos de álcool devem ser colocados em locais seguros
- Verificar ocasionalmente o bom funcionamento dos equipamentos

Precauções para líquidos inflamáveis

Muitos líquidos voláteis e inflamáveis, como o éter etílico, o álcool etílico, o benzeno, a acetona, etc., são utilizados em medicina dentária. Se não forem armazenados corretamente ou se forem utilizados de forma descuidada perto de chamas, é inevitável um incêndio ou explosão.

PROTECÇÃO E SEGURANÇA CONTRA RADIAÇÕES

A utilização regular de raios X para fins de diagnóstico no consultório dentário aumentou o risco de radiação para o dentista. Devem ser feitos todos os esforços para reduzir a quantidade de exposição do doente, bem como do dentista e de outros operadores envolvidos. Os equipamentos modernos, as películas rápidas, os colimadores revestidos a chumbo e os suportes de precisão são alguns dos guias para práticas de saúde radiológica óptimas para os doentes. No entanto, ao mesmo tempo, estes factores contribuem para uma proteção óptima do operador.

EFEITOS DA RADIAÇÃO

A exposição excessiva à radiação ionizante do feixe primário produziu alterações na estrutura celular, alterações químicas na célula, mutações, efeitos somáticos e efeitos genéticos e transformação maligna das células. As células mais sensíveis do corpo são as células genéticas e as células produtoras de sangue. As menos sensíveis são o osso jovem, o tecido glandular, a pele, o músculo e, por fim, o nervo e o osso adulto. Muitos estudos determinaram que a radiação de diagnóstico dentário é segura para os pacientes, mas os efeitos aditivos nos cirurgiões-dentistas e nos técnicos de prótese dentária ainda são objeto de especulação.

Período de latência:

É o tempo decorrido entre a exposição a qualquer dose de radiação e as manifestações clínicas discerníveis que lhe podem ser atribuídas. O efeito a longo prazo das radiações ionizantes de baixo grau no corpo da população humana tem-se revelado difícil de estudar devido às alterações muito subtis e ao longo período de latência.

SINTOMAS E CARACTERÍSTICAS CLÍNICAS DA TOXICIDADE DA RADIAÇÃO

O sinal clínico visível mais precoce de exposição excessiva a radiações ionizantes é o eritema cutâneo. É necessária uma dose de 100 R do feixe primário numa área específica. Mas, na prática clínica, um doente recebe uma dose de 2 a 3 R de uma série de radiografias dentárias de boca inteira, pelo que é altamente improvável que um operador possa alguma vez correr o risco de receber este tipo de dose.

Os sinais avançados de toxicidade da radiação documentados no passado incluem

- Ulceração dos dedos do operador quando este segurava diariamente a película na boca dos pacientes durante muitos anos
- Alterações nos órgãos produtores de sangue e na estrutura celular e
- Relação entre radiografia dentária e malignidade.

No entanto, não há nada absolutamente documentado na literatura que estabeleça uma relação de causa e efeito entre a exposição a radiografias dentárias e a malignidade. A maior parte da informação é hipotética e aborda o baixo nível de radiação em geral, o que inclui a radiografia médica e dentária para fins de diagnóstico. Nem sequer existem efeitos nocivos relatados no feto durante a gravidez, com a radiografia de diagnóstico dentário. As precauções são prescritas hipoteticamente para evitar discussões desnecessárias.

RECOMENDAÇÕES PARA A REDUÇÃO DAS RADIAÇÕES :

1. Utilizar dispositivos de controlo das radiações e submeter estes dispositivos a avaliações regulares.
2. Certificar-se de que o equipamento é seguro, colimado e filtrado corretamente.
3. Efetuar regularmente um controlo da proteção contra as radiações.
4. Limitar o número de exposições apenas às que se justificam pelo estado do doente.
5. Utilizar aventais de chumbo para todos os doentes e para o operador.

6. Utilizar a técnica de paralelização de cones longos para minimizar a radiação dispersa. A colimação retangular é ideal.

7. Evitar a sobre-exposição arbitrária dos filmes.

8. Participar periodicamente em actividades de formação contínua destinadas a melhorar os conhecimentos sobre todos os aspectos da radiologia dentária.

9. se a operadora/dentista estiver grávida, deve evitar fazer radiografias ou deve afastar-se da sala de radiação.

CONTROLO DAS RADIAÇÕES

Os dispositivos utilizados para monitorizar a radiação do pessoal dentário são

- O dosímetro termoluminescente (TLD)
- Distintivos de filmes

Dosímetro termoluminescente (TLD): Não é sensível, como o distintivo de película, aos efeitos ambientais como a humidade, a luz ou os vapores orgânicos. Pode ser usado durante vários meses de cada vez. É composto por cristais de fluoreto de lítio, que são aquecidos para produzir uma resposta luminosa específica aquando da leitura do dispositivo de monitorização. A principal desvantagem deste sistema é que não pode ser repetido um registo permanente da leitura original.

Crachá de película: A película é colocada numa cassete de retenção de película e usada regularmente. É enviada à agência de controlo uma vez em cada três meses para avaliação da dose. Estas películas são processadas para avaliação da dose. Estas películas têm a grande desvantagem de serem sensíveis ao calor.

Instalação de diagnóstico de radiologia

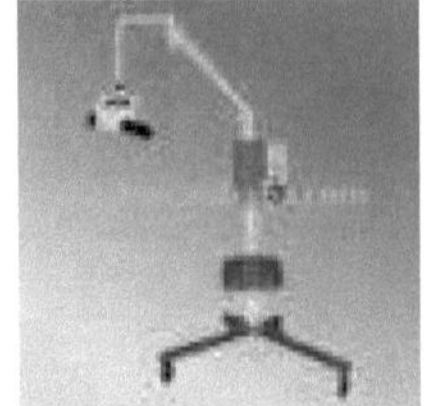

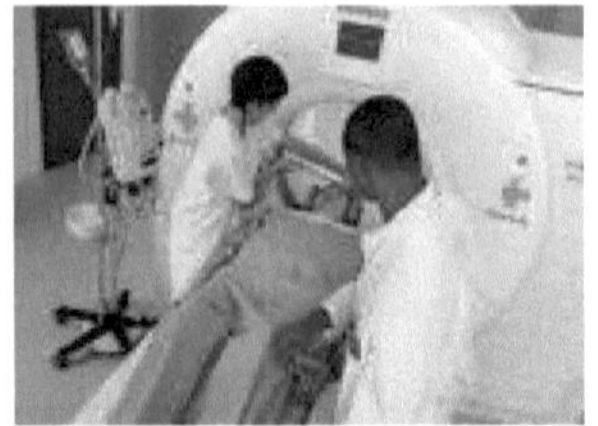

A B

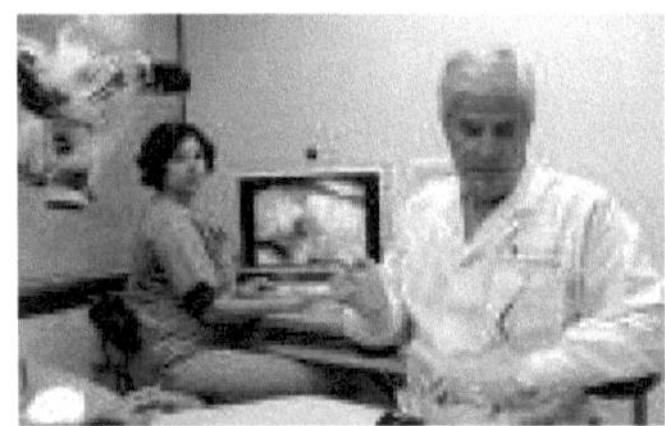

C

Dispositivos de proteção e controlo das radiações

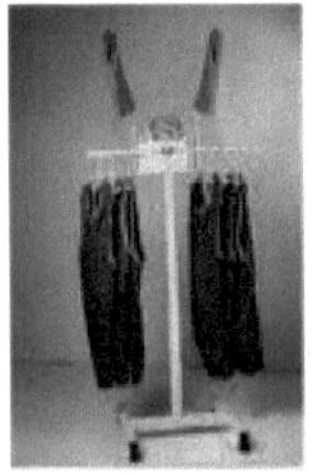

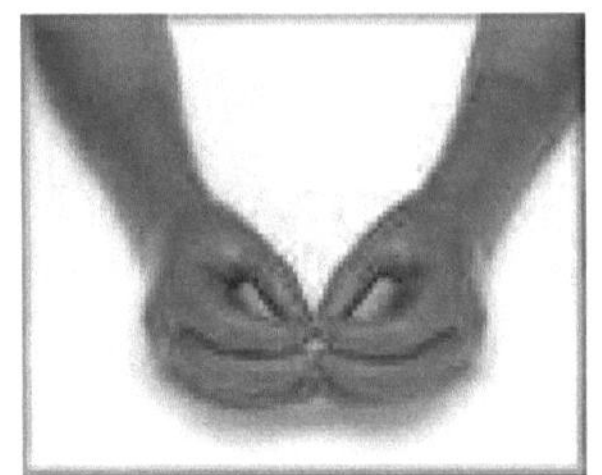

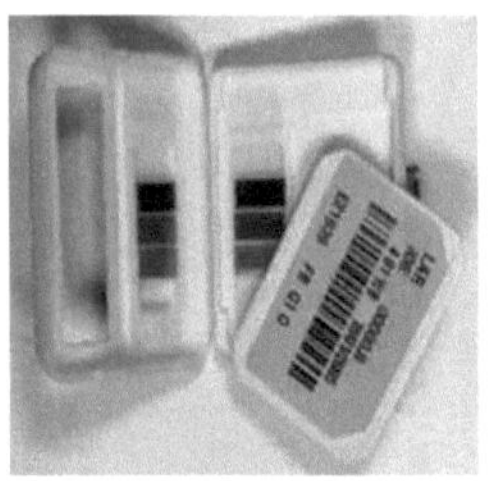

D E F

A: Máquina de raios X	B:Máquina de TAC	C:Configuração do RVG
D: Avental de chumbo	E:Luvas de chumbo	F:Distintivo de filme

EFEITOS DO SOM NOS DENTISTAS :

O estímulo percepcionado pelo sentido da audição é designado por som. O som pode ser agradável ou desagradável. Os sons desagradáveis são frequentemente designados por ruído. Para o cientista, o ruído é uma perturbação indesejável que ocorre numa banda de frequência audível e que interfere com a comunicação humana. Para o técnico de acústica, é uma oscilação errática, intermitente ou estatisticamente aleatória. Para a pessoa no seu local de trabalho, o ruído excessivo provoca zumbido nos ouvidos, deficiência auditiva, irritabilidade, dores de cabeça e dificuldade em comunicar com os outros. Para os adolescentes, o som de música rock numa aparelhagem de som pode ser música para os seus ouvidos, mas para os pais e vizinhos pode ser ruído. Para todos e por definição padrão, o ruído é um som indesejado. Os consultórios dentários estão cheios de uma variedade de dispositivos que produzem som. Parece então razoável considerar os potenciais efeitos do som no dentista.

MÉTODOS DE DETECÇÃO

O instrumento básico para medir as caraterísticas físicas do ruído é o sonómetro, cujas várias redes de ponderação estimulam a resposta do ouvido humano normal a diferentes níveis de frequência e intensidade. A intensidade ou magnitude das ondas sonoras medidas pelo sonómetro é expressa em decibéis. O decibel é uma unidade logarítmica, sem dimensão, para exprimir a intensidade relativa dos sons numa escala de 0 a 150.

NORMAS DE SEGURANÇA AUDITIVA:

A Lei Williams Steiger sobre Segurança e Saúde no Trabalho de 1970 (OSHA) é considerada uma norma de segurança auditiva. Compila e distribui normas que devem ser utilizadas para avaliar se um ambiente de trabalho está isento de poluentes e outros perigos. A exposição profissional ao ruído é um dos muitos domínios abrangidos. O principal objetivo é a eliminação do ruído ou, pelo menos, a sua redução para valores inferiores aos limiares. As normas foram estabelecidas para prevenir a deficiência auditiva, que é definida pelo profissional médico como um limiar médio de audição superior a 25 decibéis a 500, 1000 e 2000 Hz.

NÍVEIS SONOROS TÍPICOS:

		Decibéis
1.	Danos imediatos	160
2.	Limiar de dor, tiro desportivo	140
3.	Descolagem de um avião a jato a 500 m	120
4.	Banda de rock numa sala fechada	100
5.	Peça rígida de rolamento de esferas com 12 polegadas	: 85
6.	Berbequim elétrico de 20 mm	: 80
7.	Peça de mão mais recente com rolamento de esferas e rolamento de ar a 12 polegadas	75
8.	Máquina de escrever a 1m	: 65
9.	Conversa normal	: 60
10.	Ruído ambiente em casa	: 40
11.	Sussurro	: 20
12.	Limiar de audição	: 0

EXPOSIÇÕES SONORAS ADMISSÍVEIS:

Duração por dia (horas)	Decibéis (OSHA)
16	80
08	90
06	92

04	95
03	97
02	100
1 ½	102
01	105
½	110
¼	115

ESTUDOS NO MEIO DENTÁRIO:

O consultório dentário contém uma série de dispositivos que produzem sons. De todos os produtores de som num consultório dentário, só o aparelho de ar comprimido de alta velocidade foi identificado como um potencial risco de ruído. As fontes de som, tais como o sistema de música, os intercomunicadores do consultório, os telefones, os cuspidores, os evacuadores de alta velocidade e os borbulhadores nos aquários, fornecem um nível de som de fundo que é muito inferior à intensidade suficiente para causar potenciais danos auditivos. A intensidade do ruído do berbequim é influenciada pela sua idade e estado. medida que uma peça de mão envelhece e o seu estado se deteriora, o nível de ruído aumenta em vários decibéis.

ALTERAÇÕES AUDITIVAS DEVIDO AO ENVELHECIMENTO:

Para além da exposição diária ao som, é necessário considerar o período de tempo durante o qual se está exposto. As alterações normais do envelhecimento (presbiacusia) ocorrem no aparelho auditivo mesmo sem exposição a ruídos. A presbiacusia pode começar a ocorrer na faixa etária dos 30 aos 40 anos e, tal como a perda auditiva induzida pelo ruído, é observada pela primeira vez nas gamas mais altas (4000 Hz e superiores).

EXPOSIÇÃO RECREATIVA AO RUÍDO:

O tiro desportivo, a caça e o disparo de armas têm frequências de 3000 Hz e superiores e podem causar perda de audição. Embora estes não estejam diretamente relacionados com os dentistas, os potenciais perigos do ambiente recreativo devem ser de interesse, pelo menos, por duas razões.

1. Se o ambiente de trabalho do dentista cria uma mudança temporária de limiar que requer períodos de liberdade do ruído para evitar uma mudança permanente, então as suas actividades recreativas devem proporcionar esse descanso em vez de mais abusos.
2. Se os jovens que serão os nossos futuros dentistas estão a entrar na profissão com um limiar de incapacidade permanente, deve ser avaliado o potencial de danos ainda maiores e mais devastadores causados pelo ambiente dentário.

DIRECTRIZES PARA A PRESERVAÇÃO DA AUDIÇÃO:

Em 1959, a ADA aconselhou os dentistas a efectuarem exames audiométricos periódicos. Cada dentista deve desenvolver um programa que inclua a avaliação pessoal e a atenuação do ruído.

1. Avaliação pessoal:

Devem ser efectuados testes audiométricos no final de um dia de trabalho normal e antes do trabalho do dia seguinte para avaliar a mudança temporária do limiar e a recuperação. Devem ser efectuados testes anuais para determinar se houve algum grau de alteração.

2. Atenuação do ruído :

Os níveis de ruído em gabinetes individuais devem ser medidos ao longo de um período de tempo (por exemplo, uma semana), devendo também determinar-se a exposição diária média à peça de mão de alta velocidade acionada por ar (também ao longo de um período de tempo).

A redução do nível de ruído pode ser conseguida através da manutenção preventiva do equipamento e da reparação ou substituição atempada de artigos defeituosos. A própria sala de tratamento pode ser tornada mais satisfatória do ponto de vista acústico, minimizando a superfície dura que permite a reverberação do som. Caraterísticas como tectos acústicos e painéis de parede, pavimentos resilientes e uma localização cuidadosa dos compressores de ar reduzirão o nível de som ambiente. A música (não rock) não reduzirá o nível sonoro, mas tenderá a mascarar os aspectos irritantes dos zumbidos agudos do berbequim.

3. Proteção pessoal :

Se for necessária ou desejada proteção pessoal, os protectores auriculares ou os tampões reduzirão os sons de alta intensidade em 30-35 decibéis, sem interferir com a fala normal. Para que os protectores auriculares sejam eficazes e não sejam irritantes ou causem infecções, é necessário adaptá-los e cuidá-los adequadamente.

4. Recomendações para materiais e dispositivos dentários

- Manutenção óptima dos instrumentos rotativos
- Redução dos níveis de ruído no laboratório através de insonorização, revestimentos acústicos, cortinas abafadoras, pavimentos resilientes e localização racional do compressor e de outros equipamentos ruidosos
- Proteção pessoal através da utilização de tampões para os ouvidos.

RISCOS BIOLÓGICOS PARA A SAÚDE

Os dentistas constituem um grupo de profissionais susceptíveis de serem expostos a riscos biológicos para a saúde. Estes riscos são constituídos por agentes infecciosos de origem humana e incluem vírus, bactérias e fungos. Os dentistas podem ser infectados direta ou indiretamente.

A) A infeção direta ocorre devido a

a) Os microrganismos podem entrar em circulação através de um corte na pele da mão durante a realização de um exame médico,

b) Como resultado de uma mordida acidental do paciente durante um procedimento dentário

c) Através de uma ferida de agulha durante um procedimento anestésico.

B) A infeção indireta ocorre quando um agente infecioso é transmitido através do chamado portador. As principais fontes de infeção indireta são as seguintes

a) Aerossóis de saliva

b) Fluido gengival

c) Partículas de poeira orgânica natural (tecido de cárie dentária) misturadas com ar e água

d) Libertar-se dos instrumentos e aparelhos dentários.

Os principais pontos de entrada de infeção para um dentista são a epiderme das mãos, o epitélio oral, o epitélio nasal, o epitélio das vias respiratórias superiores, o epitélio dos tubos brônquicos, o epitélio dos alvéolos e o epitélio conjuntival. O não cumprimento das precauções universais e a violação das barreiras de proteção resultaram em exposições profissionais e também na transmissão da infeção de um doente para outro.

As infecções que mais preocupam o dentista e o pessoal dentário são o herpes, a hepatite, a tuberculose e a síndrome da imunodeficiência adquirida (SIDA).

2. HEPATITE VIRAL:

Nas últimas décadas, duas doenças têm sido as principais preocupações profissionais do pessoal de saúde (PS): a hepatite viral e a síndrome da imunodeficiência adquirida (SIDA).

Hepatite B:

A hepatite B é causada pelo VHB. O período de incubação é de 45-160 dias. A primeira resposta humoral à infeção pelo VHB é o desenvolvimento de anticorpos IgM contra o HBVAg. Este desenvolve-se em todos os doentes com infeção pelo VHB e persiste indefinidamente. O antiHBs é responsável pela imunidade a longo prazo. A nível mundial, existem mais de 300 milhões de portadores.

Fontes - Transmitida através do sangue, secreções orais e tecidos.

VIAS E SEQUELAS DA INFECÇÃO POR HEPATITE:

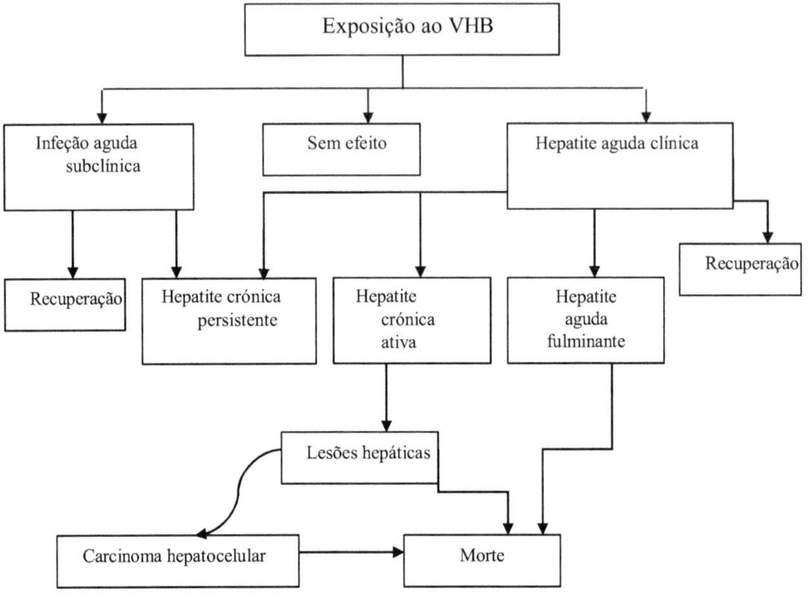

MODOS DE TRANSMISSÃO EM MEDICINA DENTÁRIA:

O VHB é transmitido tanto por via percutânea como por via não percutânea. Uma vez que o tratamento dentário envolve a utilização de pequenos instrumentos cortantes contaminados transferidos entre os prestadores de cuidados dentários durante o tratamento, existem múltiplas oportunidades para ferimentos percutâneos inadvertidos no operador e no pessoal. A transmissão não percutânea no ambiente dentário inclui a transferência de secreções corporais infecciosas, como a saliva, o sangue e o fluido crevicular. A transmissão do VHB durante os procedimentos dentários ocorre principalmente de forma horizontal entre o pessoal e os doentes, predominantemente de doente para prestador de cuidados e menos provavelmente de prestador de cuidados para doente.

Devido à potencial cronicidade e à morbilidade e mortalidade globais associadas à hepatite B, este vírus é um importante agente patogénico transmitido pelo sangue que suscita preocupação no ambiente dos cuidados de saúde. Os médicos dentistas são considerados um grupo com um dos maiores riscos de exposição ao VHB.

Prevenção da exposição profissional

Precaução normal

- Lavar as mãos com água e sabão após o contacto com o doente.
- Usar luvas quando se preveja a contaminação das mãos com substâncias corporais.
- Devem ser usados óculos e máscaras de proteção quando se prevejam salpicos de substâncias corporais.
- Após a utilização, as seringas e agulhas descartáveis, as lâminas de bisturi e outros artigos de xerém devem ser colocados num recipiente à prova de perfuração.
- Os profissionais de saúde que apresentem lesões exsudativas ou dermatite devem abster-se de prestar cuidados diretos aos doentes e de manusear equipamento.

- Todos os profissionais de saúde devem tomar precauções para evitar ferimentos durante os procedimentos e durante a limpeza ou eliminação de agulhas e outros instrumentos cortantes.
- Vacinar todos os trabalhadores clínicos e laboratoriais contra a hepatite B.

Vacina contra a hepatite B:

1. Vacina derivada do plasma: A Hepatavax-B foi introduzida nos EUA em 1982. A vacina é administrada em 3 injecções intramusculares separadas de 20 mg, as duas primeiras doses com 1 mês de intervalo e a terceira dose aos 6 meses (0, 1 e 6). Aproximadamente 96% dos jovens adultos saudáveis seroconvertem após a conclusão da série de vacinação, atingem um nível protetor de anticorpos contra o HBsAg e estão protegidos contra o desenvolvimento da infeção assintomática ativa pelo VHB da hepatite B e do estado de portador.
2. Vacina de ADN recombinante: A vacina Recombivax HB ficou disponível para utilização em janeiro de 1987. Esta vacina foi concebida para conter 10 mg de proteína HBsAg. O regime é o mesmo que o da vacina derivada do plasma. Demonstrou-se que induz um anti-HBs protetor em mais de 99% dos adultos saudáveis.

Os testes pós-vacinação devem ser agendados no prazo de 6 meses após a última inoculação. Um recetor de vacina que seja negativo para antiHBs entre 1 e 5 anos após a vacinação pode ser um não respondedor primário que permanece suscetível à hepatite B ou um respondedor à vacina cujos níveis de anticorpos diminuíram abaixo da detetabilidade, mas que ainda está protegido contra a doença clínica. As pessoas que não respondem à vacinação devem considerar a revacinação com três doses adicionais de vacina.

Orientações pós-exposição à hepatite B

É normalmente necessário após lesões acidentais durante o tratamento de doentes.

- Prestar cuidados imediatos ao local de exposição. Lavar a ferida e a pele com água e sabão. Lavar as membranas mucosas com água.
- Determinar o risco de exposição-
- Tipo de fluido - sangue, fluidos corporais com sangue visível, outros fluidos ou tecidos potencialmente infecciosos e vírus concentrados.
- Tipo de exposição - lesões percutâneas, exposição das mucosas ou da pele não intacta e mordeduras que resultem em exposição ao sangue.
- Avaliar a fonte de exposição.
- Avaliar o risco de infeção com base nas informações disponíveis.
- Administrar imunoglobulina contra a hepatite B ou vacina contra a hepatite B em caso de exposição que represente um risco de transmissão da infeção.
- Efetuar testes de acompanhamento e prestar aconselhamento.
- Efetuar testes de acompanhamento do anti-HBs em pessoas que receberam a vacina contra a hepatite B.

b. Hepatite C:

Fonte - Também designada por hepatite não A, não B de transmissão parentérica (PT-NANB), pode ser transmitida pelo sangue e existe um estado de portador crónico em 20-50% dos casos.

Prevenção - Os interferões demonstraram uma diminuição da atividade da doença nos portadores do VHC, mas ocorreram recaídas após 6 meses.

3. TUBERCULOSE (TB):

A tuberculose é uma doença transmissível causada pelo Mycobacterium tuberculosis. **Fontes** - É transmitida de pessoa para pessoa quase exclusivamente por inalação de gotículas contendo os organismos, que foram expelidas das vias respiratórias de um indivíduo com tuberculose ativa. Estes núcleos de gotículas podem permanecer suspensos no ar durante várias horas.

CONTROLO DA INFECÇÃO POR TUBERCULOSE - CONSIDERAÇÕES PARA A MEDICINA DENTÁRIA:

O Centro de Controlo de Doenças (CDC) publicou as "Guidelines for preventing the transmission of mycobacterium tuberculosis in health care facilities" em 1st de outubro de 1994;

1. Realização de uma avaliação de risco de base com reavaliação anual.

2. Desenvolvimento e implementação de um plano escrito de controlo da infeção por tuberculose.

3. Estabelecimento de um protocolo para identificar e encaminhar os doentes suspeitos de terem tuberculose.

4. Estabelecimento de um protocolo de gestão de cuidados urgentes para doentes com tuberculose ativa.

5. Consideração de controlos de engenharia dependentes da categoria de risco da TB.

6. Fornecimento de proteção respiratória individual para ambientes dentários de baixo risco, risco intermédio e alto risco.

7. Prestação de educação e formação em matéria de tuberculose aos profissionais de saúde dentária.

8. Prestação de aconselhamento em matéria de tuberculose aos profissionais de saúde dentária.

9. Realização de testes cutâneos de Tuberculina de Montoux (PPD) de base e periódicos nos trabalhadores do sector dentário.

10. Estabelecimento de um protocolo para a gestão das conversões PPD dos trabalhadores da saúde dentária e das exposições profissionais não protegidas à TB.

Prevenção

Os doentes com sintomas sugestivos de tuberculose ativa não diagnosticada devem ser imediatamente encaminhados para avaliação médica. Enquanto estiverem nas instalações de cuidados dentários, estes doentes devem usar máscaras cirúrgicas e devem ser instruídos no sentido de cobrirem a boca e o nariz quando tossirem ou espirrarem.

O tratamento dentário eletivo é adiado até que o doente não tenha TB infecciosa. No entanto, o tratamento dentário urgente de um doente com tuberculose ativa pode ser prestado numa instalação equipada para o isolamento da tuberculose e os prestadores de cuidados dentários devem usar proteção respiratória.

4. VÍRUS DA IMUNODEFICIÊNCIA HUMANA (HIV):

O VIH é um retrovírus ARN. O vírus infecta o principal componente celular do sistema imunitário e do SNC, especialmente as células T-helper. A maioria das manifestações observadas na infeção pelo VIH deve-se a uma afeção deste sistema imunitário.

Modo de transmissão:

- Seringas e agulhas contaminadas
- Transmissão através de sangue ou produtos sanguíneos infectados, órgãos, transplante de tecidos.

Classificação revista das lesões orais associadas ao VIH (1990):

Grupo I: Lesões fortemente associadas a infecções por VIH

- Candidíase
- Leucoplasia pilosa (EBV)
- Gengivite VIH
- Gengivite ulcerosa necrosante
- Periodontite VIH
- Sarcoma de Kaposis
- Linfoma não-Hodgkin

Grupo II: Lesões menos frequentemente associadas à infeção pelo VIH:

- Ulceração atípica (orofaríngea)

- Púrpura trombocitopénica idiopática
- Doenças das glândulas salivares
- Infecções virais

Grupo III: Lesões possivelmente associadas à infeção pelo VIH

- Infecções bacterianas
- Doença da arranhadura do gato
- Exacerbação da periodontite apical
- Infeção fúngica
- Hiperpigmentação melanótica
- Perturbações neurológicas
- Osteomielite
- Celulite submandibular
- Carcinoma de células escamosas

Sinais e sintomas da doença do VIH:

Sinais anteriores:

- Perda de peso inexplicável de mais de 10% do peso corporal.
- Febre inexplicável com duração superior a um mês.
- Diarreia inexplicável
- Telhas
- Candidíase oral
- Leucoplasia pilosa oral
- Linfadenopatia generalizada persistente Sinais tardios:
- Infecções oportunistas
- Sarcoma de Karposis
- Linfomas

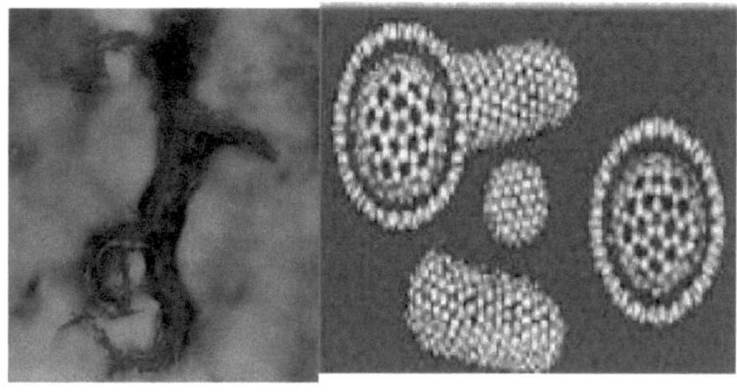

A B

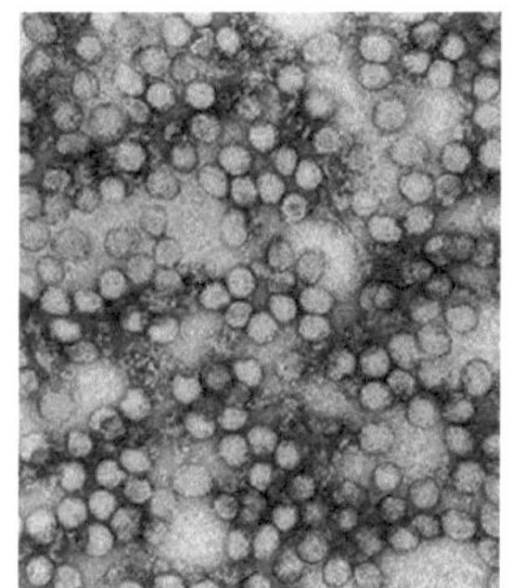

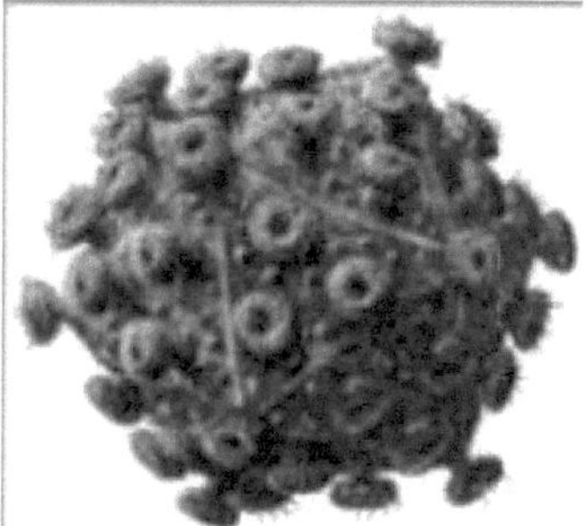

C D

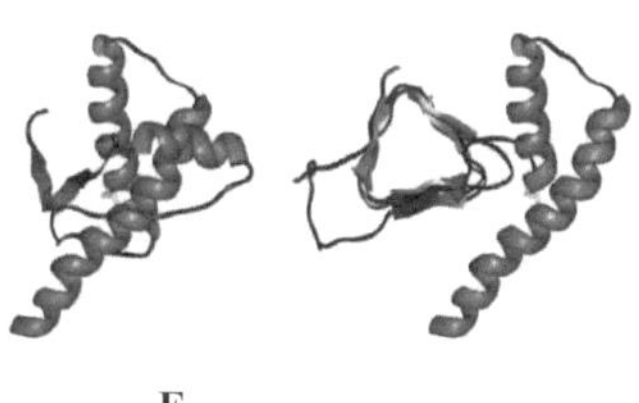

E

Os componentes dos riscos biológicos: A: Bacilos da Mycobacterium tuberculosis; B: Vírus da hepatite B; C: Vírus da hepatite C; D: Vírus da imunodeficiência humana; E: Protídeos de priões

CONTROLO DAS DOENÇAS INFECCIOSAS:

Os profissionais de saúde dentária estão continuamente expostos a uma grande variedade de microrganismos patogénicos nos consultórios dentários. Os procedimentos de proteção devem basear-se no conhecimento, por parte dos trabalhadores, das situações em que é provável que ocorra transmissão e/ou na utilização consistente de métodos para evitar a exposição a gotículas, aerossóis, sangue e saliva contaminados.

A maioria dos dentistas aceitou as "precauções universais" como o seu padrão de cuidados para minimizar os riscos de infeção cruzada. A essência das precauções universais é a colocação de barreiras impermeáveis aos fluidos corporais entre si e os fluidos corporais potencialmente infecciosos dos seus doentes e a utilização de métodos de prevenção para reduzir as lesões e os acidentes que envolvem instrumentos dentários afiados e contaminados.

TÉCNICA DE BARREIRA PESSOAL PARA O CONTROLO DE INFECÇÕES:

Tanto a OSHA como o CDC, apoiados pela ADA e por grupos de interesse especial dentro da medicina dentária, tais como a OSHA (Office Sterilization and Asepsis procedures research foundation), preocuparam-se com seis áreas básicas para a proteção de barreiras pessoais. São elas;

1. Lavagem e cuidados com as mãos:

Todas as jóias devem ser retiradas e, em seguida, lavar as mãos durante pelo menos 10 segundos, esfregando todas as superfícies e enxaguar. Todas as feridas na pele devem ser protegidas e cobertas. A lavagem escrupulosa das mãos é essencial. A zona por baixo da unha pode albergar sangue residual e bactérias até 5 dias quando não se usam luvas por rotina.

2. Luvas:

A utilização de luvas pode variar de acordo com o procedimento específico efectuado e, por esse motivo, são recomendados vários tipos de luvas.

❖ **Luvas cirúrgicas:**

Estas são as luvas descartáveis mais adequadas e geralmente mais caras.

É utilizado quando é indicada uma proteção máxima.

❖ **Luvas de exame em látex:**

Estas luvas são mais frequentemente utilizadas em medicina dentária. Estas luvas também podem apresentar orifícios. O perigo reside no facto de os microrganismos poderem penetrar em pequenas aberturas no látex e multiplicarem-se.

❖ **Luvas de exame de vinil:**

São por vezes designadas por luvas de sobreposição porque são calçadas por cima das luvas de exame normais durante um breve período em que o procedimento intra-oral é necessariamente interrompido e são retiradas quando o contacto com o doente inicial é retomado.

❖ **Luvas para serviços pesados:**

Devem ser usadas ao manusear instrumentos ou materiais contaminados, ao utilizar esterilizantes químicos e durante a limpeza geral da área de tratamento. Podem ser lavadas, esterilizadas, desinfectadas e reutilizadas. São resistentes a perfurações.

3. **Batas:** É necessária a utilização de batas, aventais ou batas de laboratório quando é provável que ocorram salpicos de fluidos corporais na pele ou no vestuário. As batas devem ser feitas ou forradas com material à prova de fluidos ou resistente a fluidos e devem proteger todas as áreas de pele exposta. É preferível usar mangas com punhos de malha que se prendam debaixo das luvas.

4. **Máscaras:**

As máscaras foram inicialmente utilizadas para proteger o doente de potenciais agentes patogénicos do trato respiratório do prestador de cuidados. Hoje em dia, sabemos que é igualmente importante proteger o prestador de cuidados do doente. Dado que o rosto do pessoal dentário está a uma distância de 8-12" da cavidade oral do doente durante qualquer procedimento, a máscara está claramente indicada. As máscaras faciais eficazes devem ter uma filtragem mínima de 95% de

Partículas de 3,5 mm e a capacidade de bloquear aerossóis, bem como partículas maiores de sangue, saliva e resíduos orais. As máscaras faciais devem ser mudadas uma vez por hora ou entre cada contacto com o doente. As protecções faciais de plástico estão a ganhar popularidade, mas para obter uma eficácia total, devem ser usadas uma máscara facial e uma proteção facial.

5. Vestuário de proteção dos olhos:

Todo o pessoal dentário envolvido no tratamento deve usar proteção ocular sob a forma de óculos ou de um escudo facial para evitar traumatismos no tecido ocular provocados por gotículas ou aerossóis. Os olhos, devido à sua vascularização limitada e às suas capacidades imunitárias inferiores, são susceptíveis a lesões macroscópicas e microscópicas.

PRECAUÇÕES PARA EVITAR A EXPOSIÇÃO A FERIMENTOS:

Os instrumentos pontiagudos com um lúmen oco têm uma capacidade mínima de transmitir sangue infetado para um local de punção. No entanto, deve ter-se muito cuidado ao passar instrumentos e seringas com agulhas não embainhadas a outra pessoa.

1. As extremidades afiadas e curvas devem ser afastadas da mão do destinatário.
2. Não é permitido o reaquecimento de agulhas com duas mãos. Deve ser utilizado um suporte de bainha de agulha ou outro dispositivo ou técnica de segurança para que o operador volte a embainhar a agulha com apenas uma mão.
3. Remover as brocas das peças de mão quando terminadas ou, se deixadas na peça de

mão num cabide, apontar a broca para longe das mãos e do corpo.

6. Barragem de borracha:

O isolamento do dique de borracha demonstrou reduzir significativamente as partículas infecciosas nos aerossóis. No entanto, não reduzirá a aerossolização da água da peça de mão ou da seringa, que demonstrou estar contaminada.

7. Assepsia operatória:

As superfícies operatórias que serão tocadas ou sujas repetidamente são melhor protegidas com coberturas descartáveis que podem ser deitadas fora após cada tratamento. O papel é útil para bancadas de trabalho e superfícies operatórias nas quais são colocados materiais contaminados secos. No caso dos tabuleiros de unidades dentárias, as películas de papel ou plástico ou os toalhetes cirúrgicos devem cobrir todo o tabuleiro. São utilizados sacos de plástico grandes e transparentes para cobrir as costas da cadeira, a unidade de controlo e os suportes das mangueiras. Após cada consulta, deitar fora e substituir estes sacos e coberturas.

REDUZIR O RISCO:

Devem ser tomadas as seguintes medidas para reduzir o risco de contrair doenças infecciosas.

1. Registar a história clínica de todos os doentes, não só na primeira consulta, mas também nas consultas subsequentes.

2. Conhecer os sinais e sintomas de doenças infecciosas comuns e aprender a reconhecê-los nos doentes, de modo a que possam ser tomadas precauções ou que o doente seja reprogramado após a recuperação da doença.

3. Em caso de dúvida, peça ao médico do doente para certificar que este já não é contagioso.

4. Utilizar equipamento ou dispositivos de proteção, incluindo luvas de borracha, óculos

de segurança e diques de borracha, quando realizar procedimentos em que seja provável uma hemorragia do doente.

5. Selecione um procedimento de esterilização que seja eficaz contra bactérias, esporos e vírus. Certifique-se de que todas as pessoas envolvidas na esterilização seguem o procedimento corretamente. Utilize material de papel descartável sempre que possível.

6. Se ocorrer um ferimento por perfuração durante os procedimentos operacionais, recomendam-se os seguintes passos.

- A ferida da punção deve ser lavada imediatamente e tratada com um anti-sético.
- A história clínica deve ser novamente verificada para detetar uma história de hepatite e o doente deve ser cuidadosamente questionado sobre o seu estado de saúde recente.
- Se a história clínica for positiva ou se ainda tiver reservas quanto ao estado de saúde real do doente, deve contactar um médico.

CONSIDERAÇÕES JURÍDICAS: O risco de transmissão de doenças levou à regulamentação direta da prática dentária. As epidemias de VIH e tuberculose levaram ao desenvolvimento de regras pormenorizadas de controlo das infecções. Os dentistas que não cumpram estas regras podem ser multados.

Doenças como o VIH e o VHB, que são difíceis de transmitir no contexto dos cuidados dentários, não podem servir de base para o dentista se recusar a prestar cuidados de rotina. No entanto, uma pessoa com uma doença transmissível pode ser discriminada se representar um risco significativo de causar danos a outra pessoa. A lei não exige que um dentista preste cuidados fora da sua área de especialidade pelo facto de o doente ser portador de uma deficiência. Se o dentista não efetuar habitualmente determinados procedimentos, é perfeitamente adequado encaminhar o doente para um especialista. A pedra de toque para avaliar um encaminhamento é a zona da prática habitual e a área de competência. Se o serviço pretendido estiver dentro dessa zona, deve ser prestado.

GESTÃO PÓS-ACIDENTE:

As acções a empreender são as seguintes:

1. Retirar as luvas
2. Lavar o local da lesão com água corrente
3. Evitar esfregar e favorecer a hemorragia e depois proteger
4. É controverso se se devem ou não aplicar preparações anti-sépticas como o álcool ou o iodo povidine.
5. Informar o doente sobre o incidente.
6. Normalmente, é necessário recolher amostras de sangue tanto do doente como da pessoa lesada e testá-las para o VHB e o VIH.

QUIMIOPROFILAXIA PÓS-EXPOSIÇÃO AO VIH PARA PROFISSIONAIS DE SAÚDE:

Básico (28 dias) - Zidovudina + Lamivudina, 600 mg/dia (300 mg bid, 200 mg tid ou 100mg 4th horas) e 150 mg/bid.

Expandido (28 dias):

Como acima _ Indinavir - 800 mg de 8 em 8 horas Nelfinavie - 750 mg tid Neviriapina - 200 mg bid.

RISCOS DE AEROSSÓIS

Os aerossóis dentários podem ser definidos como suspensões de partículas extremamente finas transportadas pelo ar, que são líquidas, sólidas ou combinações de ambas. As partículas de aerossóis são microscópicas e são geralmente descritas como tendo menos de 50 microns de diâmetro. O principal perigo decorrente dos aerossóis está associado à sua pequena dimensão, que lhes permite entrar no sistema respiratório. As partículas em suspensão no ar podem ter uma composição heterogénea, contendo água, bactérias, vírus, secreções naso-orais, escamas da pele, exsudados, partículas da estrutura dentária e materiais dentários em proporções e combinações variáveis. As partículas no ar actuam como aerossóis ou salpicos, dependendo do seu tamanho aparente.

Salpicos:

Os salpicos são o que vemos nos nossos óculos, luzes de operação, mesa de suporte e sentimos na nossa pele quando operamos a patente ou os seus materiais. As partículas de salpicos são normalmente visíveis, com 50 microns a vários milímetros de diâmetro. Viajam de forma balística a partir do seu ponto de origem e salpicam o primeiro objeto no seu caminho. Permanecem no ar durante apenas alguns segundos e não são afectadas pelas correntes de ar.

Foi demonstrado que;

1. Os aerossóis de microrganismos são produzidos por procedimentos dentários.
2. As partículas do aerossol são capazes de penetrar em toda a profundidade do sistema respiratório humano.
3. Os aerossóis são transportados de uma sala para outra pelas correntes de ar.
4. Os organismos presentes nestes aerossóis podem sobreviver mais de 24 horas.
5. Estes organismos viáveis podem ser recuperados do sistema respiratório dos doentes ou do pessoal a eles exposto.

Bactérias e vírus em aerossóis

As bactérias e os vírus podem tornar-se componentes de aerossóis dentários durante muitos tipos de procedimentos. A maioria dos investigadores de aerossóis expressou a sua preocupação com o facto de estes organismos poderem entrar no sistema respiratório ou no olho e produzir doenças. O processo de doença mais frequentemente citado inclui o seguinte;

DOENÇA	FONTE
Lesões herpéticas do olho	Vírus de lesões orais herpéticas
Tuberculose	Bacilos da tuberculose de lesões abertas
Gripe ou constipação comum	Vírus de pacientes infectados
Conjuntivite	Vários organismos, como os estafilococos

Para além destes microrganismos, vários materiais perigosos (lista descrita na introdução) utilizados em clínicas dentárias adicionam-se aos aerossóis e podem causar vários perigos para a saúde.

TÉCNICAS DE PROTECÇÃO:

1. Prevenção de práticas: Não operar um doente que sofra de uma doença infecciosa ou que se encontre num estado prodrómico (exceto um doente em situação de emergência). Peça ao doente para tratar primeiro a sua doença primária.
2. Eliminar materiais perigosos do escritório sempre que possível - CCl_4, clorofórmio, óxido nitroso, halotano e o reservatório de pedra-pomes do torno.
3. Utilize a peça de mão de velocidade lenta e sucção de alta velocidade em vez da peça de mão de turbina de ar para remover restaurações de amálgama antigas.
4. Utilizar um jato de água suave seguido de um jato de ar suave em vez de um jato através da função de pulverização de água e ar da seringa dentária ao limpar o campo de operação.
5. O doente deve ser lavado com um colutório de composto de amónio quaternário antes de ser operado e, em seguida, utilizar sempre a sucção de alta velocidade sempre que utilizar

instrumentos rotativos ou sprays de ar e água na boca do doente.

6. Utilizar o dique de borracha ou outras técnicas de isolamento.

7. Usar óculos de proteção (doente, pessoal e dentista).

8. Usar uma máscara eficaz

9. Armazenar as aparas de mercúrio sob óleo [fixador] num recipiente fechado.

10. Se não for possível eliminar os gases anestésicos da utilização no consultório, equipar o doente com uma máscara do tipo "scavenging".

11. Utilize um exaustor quando utilizar materiais perigosos conhecidos, tais como fluxos de flúor, solventes e materiais de impressão de alginato para "afofar".

12. Utilize uma proteção contra salpicos e um torno equipado com vácuo quando polir próteses.

Utilizar sempre um disco de trapo esterilizado e uma alíquota de pedra-pomes para cada paciente.

13. Fornecer a peça de mão da turbina de ar e a seringa de água de ar com uma solução de cloro disponível de 50 ppm em vez de água municipal.

Com a exceção do torno equipado com vácuo e protegido contra salpicos, do tanque de abastecimento de água clorada e da câmara de vácuo, a maioria dos consultórios dentários está equipada para lidar com todas as técnicas de proteção necessárias para reduzir os perigos aéreos para níveis inferiores aos níveis normais de experiência humana. O investimento que fizer na implementação de procedimentos de segurança e na aquisição de equipamento de segurança pode muito bem render-lhe o maior dividendo deste mundo - a saúde e o bem-estar de si próprio, da sua família, do seu pessoal e dos seus pacientes

AS FIGURAS ILUSTRAM OS MODOS DE PREVENÇÃO DOS RISCOS AEROSSÓIS

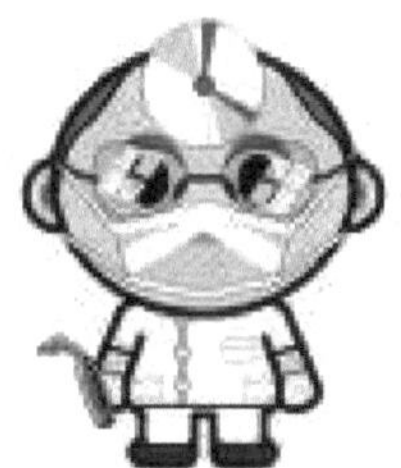

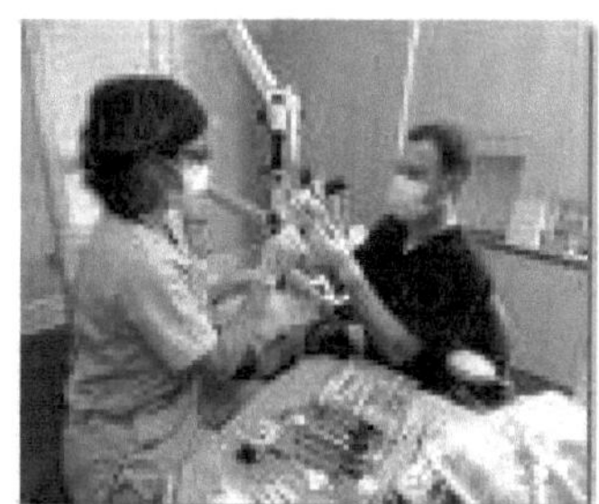

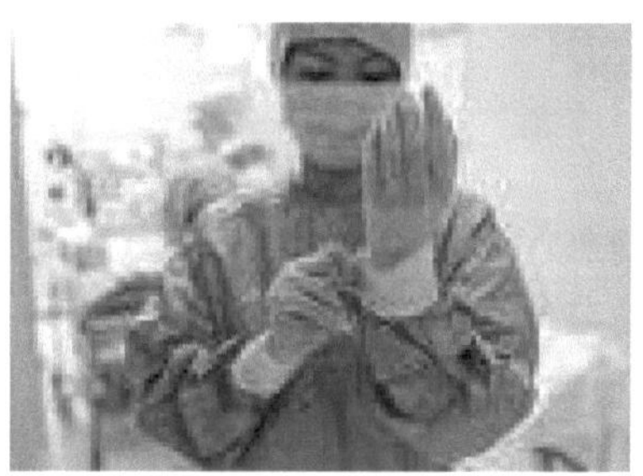

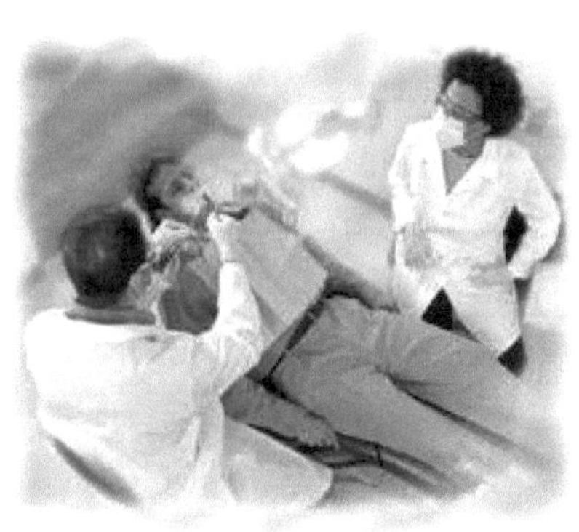

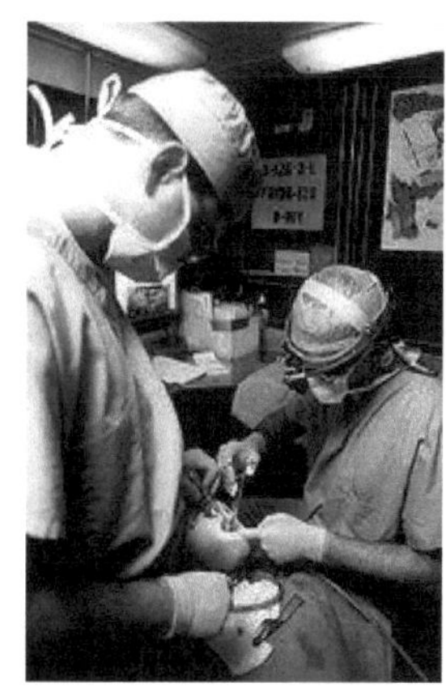

RISCOS QUÍMICOS

Esta secção identifica os produtos químicos que representam um risco profissional para o dentista devido à utilização de vários materiais na sua prática diária. Estes materiais podem ser agrupados em ácidos, álcalis, compostos orgânicos, vários gases, produtos de gesso, produtos químicos de raios X, etc. Estes agentes químicos são utilizados rotineiramente na prática dentária e, por conseguinte, o dentista está continuamente exposto a estes materiais. Os efeitos nocivos destes agentes variam desde uma simples reação de tipo alérgico até um carcinoma maciço e fatal.

Segue-se uma lista de alguns materiais conhecidos, que foram considerados perigosos.

Lista parcial das matérias perigosas conhecidas utilizadas em medicina dentária

1	Carcinogéneos	Tetracloreto de carbono Clorofórmio Epinefrina Nitritos Ferões Fumo do tabaco Vírus (herpes, polioma) Amianto Cobalto
2	Teratogénico	Óxido nitroso Halotano
3	Necrose epidérmica tóxica	Procaína
4	Dermatite de contacto	Mercúrio
		Mercuralis Acriflavina Peróxido de benzoílo Formaldeído Iodo Fenol Procaína

5	Reação fixa ao medicamento	Sais de bismuto Erosina Eritrosina Óleo de eucalipto Iodo Sais de mercúrio
6	Doenças do fígado	Tetracloreto de carbono Clorofórmio Halotano Vírus da hepatite
7	Doenças renais	Tetracloreto de carbono Compostos de cobre Cresal Mercúrio Compostos de prata Mercuriais Éter Compostos de ouro
		Álcool metílico
8	Doenças pulmonares	Anestésicos locais Mercuriais

Precauções

- Informar o pessoal dentário dos perigos associados à utilização destes produtos químicos.
- A ventilação é muito importante. Trabalhar numa área bem ventilada.
- Usar óculos de proteção.
- Usar luvas de borracha ou cirúrgicas
- Limpar eventuais derrames.

- Conservar os produtos químicos de acordo com as indicações do fabricante
- Limpar o produto químico do recipiente após cada utilização
- Proibir fumar e comer/beber no local de trabalho
- Lavar cuidadosamente qualquer área de contacto com a pele.

MERCÚRIO: PROBLEMAS E CONTROLO

A utilização do mercúrio pode ser rastreada até 4.500 a.C. na China, onde um alquimista chinês Ko Hung escreveu que se alguém segurasse mercúrio na mão, os "espíritos malignos seriam mantidos afastados". Ele praticou o que pregava e sofreu de toxicidade crónica grave por mercúrio. O antigo médico grego Dioscórides utilizava o mercúrio como medicamento tópico, mas alertava para o perigo de o ingerir. A utilização de mercúrio na Idade Média para tratar a sífilis causou efeitos secundários tóxicos graves. Para além das exposições profissionais, é necessário considerar as fontes não profissionais. Estas incluem o mercúrio atmosférico resultante da vaporização da superfície terrestre e das descargas industriais, o mercúrio encontrado nos alimentos e na água e as possíveis exposições a compostos mercuriais utilizados em medicina dentária e medicina, como diuréticos, anti-sépticos, pomadas antibacterianas, catárticos de calomelano e herbicidas. As propriedades físicas e químicas do mercúrio são responsáveis por muitas das dificuldades no seu manuseamento seguro.

Os dentistas têm a responsabilidade moral e legal de se protegerem a si próprios e aos seus empregados de quantidades elevadas de vapor de mercúrio no consultório dentário. A profissão de dentista depara-se principalmente com a toxicidade do mercúrio proveniente de duas fontes

a) Inalação de vapores, a principal fonte

b) Absorção direta nos tecidos devido à manipulação de compostos contendo mercúrio.

ABSORÇÃO, ARMAZENAMENTO E EXCREÇÃO:

O mercúrio pode ser absorvido através da pele e do trato gastrointestinal, mas o envenenamento resulta mais frequentemente da absorção de vapores através dos pulmões. Uma vez no corpo, é lentamente oxidado no sangue e nos tecidos em mercúrio iónico e é armazenado principalmente nos rins e, em menor grau, no cérebro, fígado, baço, coração, membrana mucosa do trato intestinal, glândulas salivares, tiroide, testículos e músculos esqueléticos.

SINTOMATOLOGIA DA INTOXICAÇÃO AGUDA:

A intoxicação aguda é uma entidade rara, normalmente associada à ingestão oral, mas pode ocorrer em resposta à inalação de concentrações elevadas de vapor. Os sinais e sintomas incluem os seguintes

- Faringite
- Disfagia
- Dor abdominal
- Náuseas e vómitos
- Diarreia com sangue e choque
- Inchaço das glândulas salivares
- Estomatite
- Afrouxamento dos dentes
- Nefrite
- Aneuria e
- Também pode ser observada hepatite.

SINTOMATOLOGIA DA INTOXICAÇÃO CRÓNICA:

Os sinais e sintomas de intoxicação crónica incluem os seguintes Estomatite

- Tremores musculares (primeiro sinal observável), começando com a escrita à mão e progredindo para convulsões.
- Salivação profusa (Ptialismo) e tremores da língua
- Perda de apetite, náuseas, diarreia.
- Edema da face e das pernas.
- Outros salientam o sabor metálico, a irritabilidade excessiva ou a sensibilidade à estimulação e os tremores fortes.
- Exposição por inalação de vapor, pneumonite, bronquite, dores no peito, dispneia ou tosse.
- Glândulas e língua inchadas.
- Em casos graves, a pigmentação da gengiva pode ocorrer sob a forma de uma linha escura à volta do colo dos dentes. Isto é o resultado da deposição de um composto de sulfureto escuro.
- O envenenamento crónico é insidioso e o órgão crítico atacado é o cérebro, caracterizando-se frequentemente por queixas vagas como irritabilidade, timidez, embaraço sem razão aparente, ansiedade, indecisão, explosões de temperamento, timidez por fadiga.

A acrodinia (doença da rosa) é uma forma de envenenamento por mercúrio que pode resultar da utilização de pós de dentição de calomelanos que contêm mercúrio. Ocorre normalmente em bebés antes dos dois anos de idade e leva à perda precoce de dentes, perda de cabelo em manchas e erupção cutânea pruriginosa.

HIGIENE DO MERCÚRIO:

1. Monitorização do escritório:

Estes são os aspectos estruturais ou de conceção da área de trabalho, que minimizam a exposição.

Boa ventilação: O trabalho com mercúrio deve ser efectuado apenas em áreas bem ventiladas. Os aparelhos de ar condicionado e de aquecimento de janela não devem funcionar em modo de recirculação e os filtros de ar devem ser limpos ou substituídos com frequência.

Revestimento do pavimento: Devido ao problema da descontaminação, as alcatifas e os ladrilhos de asfalto devem ser evitados em áreas onde o mercúrio é utilizado, sendo mais adequado um revestimento não poroso e sem costuras, como uma folha de cloreto de polivinilo selada ao chão e nos bordos.

Superfícies de trabalho: Todas as operações que envolvam mercúrio devem ser efectuadas sobre uma superfície impermeável com lábios. Isto serve para confinar os derrames e facilita a limpeza.

Calor: As fontes de calor, tais como dispositivos de aquecimento ambiente, esterilizadores, etc., devem ser bem afastadas da área de trabalho do mercúrio.

2. Monitorização pessoal:

Os seguintes dispositivos de controlo do mercúrio estão atualmente disponíveis no mercado como detectores ou crachás

a} Beckman instruments, Inc : Mercury Vapor meter b} Bacharach instruments; Mercury Vapor Sniffer c}Thermotron: Mercollector-Mercómetro. etc

Todos os alimentos, bebidas e materiais para fumar devem ser excluídos da zona de trabalho e é desejável uma lavagem cuidadosa das mãos com sabão antes de sair da zona de trabalho por qualquer motivo. Podem ser utilizados batas e aventais para proteger o vestuário pessoal;

podem ser utilizadas máscaras leves concebidas especificamente para a proteção contra o vapor de mercúrio. As jóias das mãos devem ser retiradas durante a preparação da amálgama.

3. Avaliações biológicas

Todos os profissionais de medicina dentária devem efetuar análises anuais à urina para deteção do teor de mercúrio. Idealmente, deve ser fornecida uma amostra de 24 horas. Recomenda-se o rastreio do pessoal dentário pelo menos uma vez por ano. O nível normal de mercúrio na urina é de 0 a 0,02 mg/lt e o limite máximo permitido é de 0,15 mg/lt. A urina deve ser recolhida durante um período de 24 horas para determinar a quantidade total excretada. Embora seja possível medir os níveis no sangue e na saliva, estes reflectem apenas a exposição atual, podem alterar-se num curto período de tempo e são menos fiáveis do que a amostra de urina, podendo também ser utilizados cabelos, glóbulos vermelhos e unhas. A amostragem biológica deve ser combinada com a avaliação ambiental.

4. Armazenamento de mercúrio:

- O mercúrio deve ser armazenado em recipientes hermeticamente fechados e inquebráveis, longe de qualquer calor.
- Selar corretamente todas as cápsulas de amálgama antes da amalgamação. Não deve restar qualquer amálgama residual nas cápsulas reutilizáveis.
- Todos os resíduos de amálgama, incluindo os panos de compressão, devem ser recuperados e armazenados em contentores não metálicos que possam ser fechados, de preferência contendo uma solução de sulfureto, como uma solução de fixador de raios X ou fotográfico. Isto evitará a vaporização. A glicerina também é relativamente eficaz.

5. Manuseamento de amálgama:

- Utilizar uma técnica sem contacto.
- A pele exposta ao mercúrio deve ser limpa com a maior frequência possível.

- Se for necessário espremer o excesso de mercúrio, devem ser usadas luvas cirúrgicas descartáveis.
- Durante a perfuração, trituração ou polimento da amálgama, devem ser utilizados jactos de água e sucção para evitar a libertação de poeiras de mercúrio para a zona de respiração.
- Utilizar uma máscara facial para evitar respirar as poeiras da amálgama.
- Os procedimentos de compactação manual ou mecânica são preferíveis à utilização de condensadores ultra-sónicos.
- Utilizar mercúrio e ração de liga conforme recomendado pelo fabricante.

6. Limpeza de derrames:

A comunicação imediata e a limpeza dos derrames são essenciais. Deve evitar-se varrer e limpar o pó. É necessário equipamento especial de aspiração, tal como um aspirador de bolbo espremido com um recipiente para garrafas de lavagem ligado a um tubo de borracha e com um baixo volume de sucção. Devem ser usadas luvas para proteger as mãos e pode ser necessário outro equipamento de proteção, dependendo da extensão da contaminação. A área deve ser monitorizada nas 24 horas seguintes à descontaminação. Se os níveis de vapores excederem o limite permitido, será necessário efetuar uma nova limpeza. A aspersão de enxofre ou de pó de zinco aumentará a aglutinação e também evitará a fuga de vapores de mercúrio para o ambiente.

.FACTORES AMBIENTAIS RELACIONADOS COM OS NÍVEIS DE VAPOR:

São de esperar os níveis mais elevados;

1. De manhã cedo, quando a clínica tiver estado fechada durante a noite.
2. Num ambiente quente.
3. Quando é efectuado um grande número de obturações num curto período de tempo.
4. Perto do local de preparação da amálgama
5. Em clínicas alcatifadas

Amostragem ambiental:

A avaliação do vapor de mercúrio no ar requer farejadores de vapor de mercúrio especiais e dispendiosos. A monitorização pessoal exige que o dispositivo de amostragem seja usado perto da zona de respiração durante todo o período de trabalho.

O sistema de absorção de fluxo de ar positivo e a dosimetria são os métodos preferidos de amostragem ambiental. O absorvedor de fluxo de ar positivo consiste numa bomba que aspira o ar através de um tubo contendo materiais absorventes de mercúrio, como o ouro ou a prata. Após a exposição, os tubos são analisados num laboratório ou avaliados em termos de carga de cor. Na dosimetria, uma superfície especial no interior de uma unidade pequena e leve recolhe o mercúrio para análise laboratorial. Este método tem a vantagem de ser cómodo, uma vez que não são necessárias bombas, baterias ou tubos de amostragem separados.

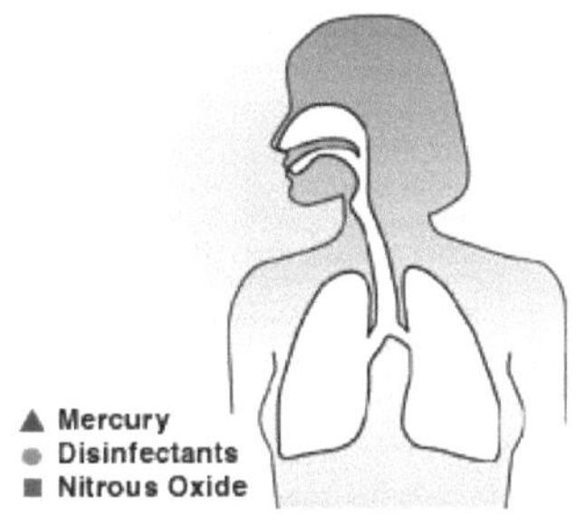

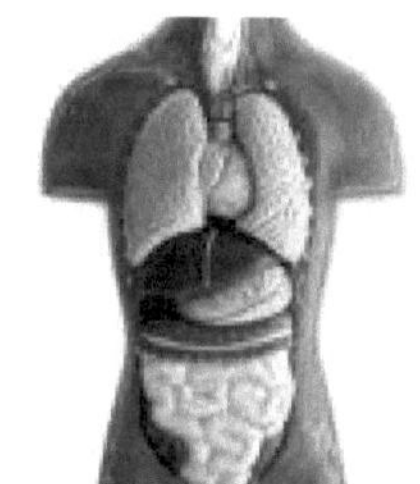

A B

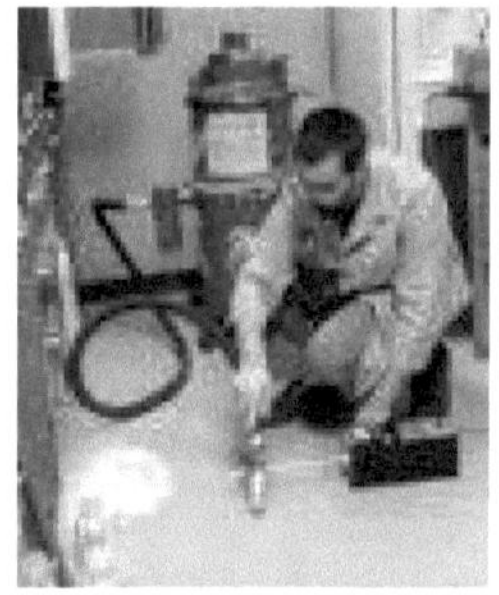

C

A: O mercúrio como parte do perigo de inalação B: Potenciais órgãos afectados pela toxicidade do mercúrio

C: Bomba de vácuo de mercúrio

RISCOS POTENCIAIS DOS VESTÍGIOS DE GASES ANESTÉSICOS POR INALAÇÃO

O dentista e a medicina dentária têm desempenhado um papel extremamente importante em todos os aspectos da anestesia, não só na descoberta da anestesia geral, mas também no desenvolvimento inicial das técnicas e aparelhos utilizados para administrar os agentes. A técnica de controlo da dor, pioneira na medicina dentária, utilizando níveis ultra-leves de anestesia e a sedação consciente utilizando agentes intravenosos e inalatórios são, justificadamente, uma contribuição orgulhosa da medicina dentária nestas áreas mais significativas.

Estima-se que 35% dos dentistas utilizam atualmente técnicas de sedação por inalação. A técnica de anestesia geral de consultório (em que outros agentes são combinados com o óxido nitroso) é habitualmente utilizada por cirurgiões orais e maxilofaciais e outros dentistas. Assim, o pessoal operacional e outros assistentes dentários estão cronicamente expostos a concentrações vestigiais de gases anestésicos por inalação.

Perigos potenciais

De acordo com o jornal da Associação Dentária Americana, em julho de 1980

- As taxas de aborto espontâneo foram significativamente mais elevadas tanto para as esposas dos dentistas expostos como para as assistentes expostas
- As anomalias de saúde relacionadas com doenças hepáticas, renais e neurológicas aumentaram significativamente no pessoal fortemente exposto a agentes anestésicos
- Foram também observadas queixas inespecíficas de dormência, formigueiro e fraqueza muscular
- Verificou-se também que as anomalias congénitas eram significativamente mais frequentes nos filhos de assistentes do sexo feminino.

Recomendações

- Todos os gabinetes dentários que utilizem regularmente gases anestésicos devem dispor de dispositivos de recolha e monitorização.
- Verificar regularmente as máquinas de óxido nitroso, os tubos, as mangueiras e as máscaras quanto a fugas.
- Manter uma ventilação adequada.
- Utilizar sistemas de evacuação de alta velocidade
- Modificar os sistemas de ar condicionado para que não sejam do tipo recalcitrante.
- Manutenção e assistência técnica regular dos equipamentos

ERGONÓMICA

A ergonomia, quando aplicada à medicina dentária, pode ser definida como o estudo de todos os factores que se relacionam com a qualidade e a quantidade de cuidados dentários prestados (resultado do trabalho) em comparação com a quantidade de trabalho introduzido e a quantidade de fadiga física e mental gerada no processo. O objetivo da ciência da ergonomia é procurar meios através dos quais uma produção de trabalho igual ou maior possa ser alcançada com menos fadiga mental ou física experimentada pelo dentista, pelo assistente ou pelo doente.

$$\text{Eficiência das operações dentárias} = \frac{\text{Qualidade X Quantidade X Segurança X Conforto}}{\text{Tempo X Custo X Cansaço mental e físico}}$$

Assim, a ergonomia é o estudo abrangente destas acções e interações entre o homem, as máquinas e o seu ambiente, que constitui a base da ciência da ergonomia. No caso da medicina dentária, a ergonomia incluía originalmente um estudo da conceção do equipamento e da eficiência da máquina - áreas que eram consideradas da exclusiva responsabilidade do fabricante de equipamento dentário. Atualmente, os vários aspectos da segurança do operador e da ergonomia de funcionamento favorável à técnica ganharam mais importância.

Antes de 1985, a dor lombar era a perturbação músculo-esquelética (MSD) ou lesão repetitiva mais frequentemente comunicada pelos dentistas e higienistas dentários. Desde então, tem-se verificado um aumento das LME devido a dias de trabalho prolongados, posturas incómodas, permanência prolongada de pé/sentar sem apoio e uma série de outros problemas causados por postos de trabalho mal concebidos, hábitos de trabalho inadequados e instrumentos difíceis de manipular. O posto de trabalho atual na maioria dos consultórios dentários exige que o profissional se incline para a frente, flecta o pescoço para a frente e lateralmente, mantenha os ombros abduzidos e os braços flectidos, sendo esta posição mantida de forma estática durante a maior parte do dia de trabalho. Os dentistas precisam de agarrar firmemente instrumentos finos e afiados e fazer um grande volume de movimentos curtos e vigorosos com os músculos dos pulsos e das mãos para tratar cálculos pesados e outras condições. O corpo humano não foi concebido para lidar com este tipo de stress, e as posições em que os dentistas se colocam repetidamente durante o seu trabalho colocam-nos em grande risco de desenvolverem LME. Muitos dentistas/higienistas dentários foram diagnosticados com uma LME e a maioria sentiu algum tipo de dor músculo-esquelética nos ombros e no pescoço, nas mãos e nos pulsos, na zona lombar ou nos antebraços e cotovelos. A boa notícia é que estes problemas podem ser evitados através de uma maior sensibilização para as posturas utilizadas durante o trabalho, da reformulação do posto de trabalho de modo a promover posições neutras, da análise do impacto da utilização de instrumentos nas dores das extremidades superiores e da adoção de práticas de trabalho saudáveis para reduzir o stress do trabalho dentário no corpo do profissional.

PERTURBAÇÕES MÚSCULO-ESQUELÉTICAS (MSD)

Uma LME é uma lesão dos músculos, nervos, tendões, ligamentos, articulações, cartilagens, vasos sanguíneos ou discos da coluna vertebral. Estas perturbações podem ocorrer na sequência de um único incidente, como levantar um peso pesado, ou podem desenvolver-se gradualmente na sequência de um esforço repetido numa parte do corpo. As LME podem afetar qualquer parte do corpo, mas ocorrem mais frequentemente nas costas, no pescoço, no ombro, no cotovelo e no pulso. Na medicina dentária, devido a lesões repetitivas, quer devido a uma posição de trabalho incorrecta, quer devido a instrumentos desgastados, os dentistas são propensos a desenvolver perturbações músculo-esqueléticas (MSD).

Sinais de MSDs

- Diminuição da amplitude de movimento
- Perda da sensibilidade normal
- Diminuição da força de preensão
- Perda de movimentos normais
- Perda de coordenação

Sintomas de DORT

- Cansaço excessivo nos ombros e no pescoço
- Formigueiro, ardor ou outras dores nos braços
- Aperto de mão fraco, cãibras nas mãos
- Dormência nos dedos e nas mãos
- Falta de jeito e queda de objectos
- Hipersensibilidade nas mãos e nos dedos

Factores de risco para MSDs

- Repetição
- Esforços vigorosos
- Posturas incómodas
- Contacto de stress
- Vibração
- Equipamento/posto de trabalho mal concebido
- Hábitos de trabalho incorrectos
- Genética
- Condições médicas

- Fraco nível de fitness
- Stress físico/mental
- Falta de repouso/recuperação
- Má alimentação
- Factores ambientais
- Iluminação deficiente

Importância da configuração do posto de trabalho e da postura na prevenção das perturbações músculo-esqueléticas

Configuração da estação de trabalho

A configuração do posto de trabalho é de importância vital, porque determina as posturas que devem ser adoptadas e mantidas pelo dentista quando trabalha com os doentes e a forma como o profissional deve alcançar para obter os instrumentos necessários. O posto de trabalho é composto pela cadeira do dentista/higienista dentário, a cadeira do doente, o sistema de distribuição e a área de limpeza/cartografia. Quando o posto de trabalho é montado incorretamente ou não está ajustado às dimensões de cada dentista, pode fazer com que o dentista exerça uma tensão excessiva sobre o seu corpo em cada movimento e estas posições repetem-se ao longo do dia.

Elementos de uma configuração incorrecta do posto de trabalho

- A cadeira do dentista ou do doente está demasiado alta/baixa.
- A cadeira de dentista não tem apoio lombar, torácico ou para os braços.
- A mesa de instrumentos não está corretamente posicionada.
- A iluminação é inadequada para a tarefa.
- As arestas das mesas/superfícies de trabalho são afiadas/incómodas.

- A ventilação torna o espaço de trabalho frio.
- O ambiente de trabalho é húmido e frio.

A importância da postura

Os elementos de uma configuração incorrecta do posto de trabalho obrigam o dentista a assumir muitas posturas prejudiciais ao realizar vários procedimentos no doente. Estas posições exercem pressão sobre os nervos e os vasos sanguíneos, causam tensão excessiva nos músculos, diminuem a circulação e provocam o desgaste das estruturas articulares. Quando der por si a trabalhar em posições incómodas, deve mudar de posição e assumir posturas saudáveis e ergonómicas para evitar lesões.

Algumas posturas incorrectas dos dentistas

- Trabalhar com o pescoço em flexão/inclinado para um lado.
- Ombros elevados.
- Inclinação lateral para a esquerda ou para a direita.
- Torção excessiva.
- Inclinação para a frente/alongamento da cintura.
- Ombros fletidos e abduzidos.
- Cotovelos flectidos a mais de 90°.
- Pulsos flectidos/desviados ao agarrar.
- Hiperextensão do polegar.
- Posição mantida durante mais de 40 minutos por doente.

Dicas para trabalhar com boa postura

(1) Tente sempre manter uma postura erecta. Ao posicionar a cadeira perto do doente,

podemos minimizar a inclinação para a frente/excesso de inclinação sobre o doente. Manter o pé apoiado no chão para promover uma inclinação neutra ou anterior da pélvis, o que mantém as costas alinhadas e promove as curvaturas naturais das costas. Quando se inclinar para a frente, fletir o pescoço e forçar os músculos a suportar o peso da cabeça, em vez dos ossos e discos da coluna vertebral.

(2) Utilize uma cadeira ajustável com apoio lombar, torácico e para os braços. A cadeira deve ter caraterísticas importantes como altura, largura, inclinação, encosto, assento e apoios para os braços ajustáveis, porque na maioria dos consultórios dentários muitas pessoas de diferentes tamanhos utilizam o mesmo posto de trabalho.

(3) Trabalhar próximo do corpo. Posicionar a cadeira perto do doente e o tabuleiro de instrumentos perto do operador. Isto evita a extensão excessiva para alcançar o doente ou os instrumentos, diminuindo assim o stress excessivo nas costas, ombros e braços. Pense na regra dos 90° em que os cotovelos, as ancas, os joelhos e os tornozelos formam ângulos de 90°.

(4) Minimizar os movimentos excessivos do pulso. Esteja consciente da posição e do movimento dos pulsos e tente mantê-los numa posição neutra (palmas das mãos viradas uma para a outra, afastadas à largura dos ombros e com os pulsos direitos), o que coloca os músculos e os tendões numa relação muito melhor para realizar o trabalho.

(5) Evitar os movimentos excessivos dos dedos. Utilize os ombros e os braços para posicionar as mãos, em vez de fazer movimentos pequenos e vigorosos com os dedos.

(6) Alternar as posições de trabalho entre sentado, de pé e ao lado do doente. A alternância de posições permite que determinados músculos relaxem enquanto transfere a tensão para outros músculos e aumenta a circulação. Alternar sempre os lados do doente ou rodar a

posição da mesa de instrumentos para permitir que cada lado do corpo partilhe o esforço, em vez de executar o mesmo movimento da mesma forma, o que causa traumas cumulativos no lado mais utilizado.

(7) Ajustar a altura da cadeira do operador e da cadeira do doente para um nível confortável.

- Se a cadeira do operador estiver demasiado baixa e a do doente demasiado alta
  - Os ombros ficam elevados, o que provoca problemas no pescoço e nervos comprimidos.
- Em alternativa, se a cadeira do operador for demasiado alta e a do doente demasiado baixa,
  - O pescoço flecte para baixo e dobra os pulsos para trás para compensar, o que pode levar a problemas no pescoço e nas mãos.
- Lembre-se da regra dos 90° e mantenha os cotovelos num ângulo de 90° com os pulsos direitos e os ombros relaxados.

(8) Verificar a colocação da luz ajustável. Posicionar corretamente a luz ajustável para evitar tensão no pescoço e poder ver a boca do doente. É importante ajustar esta luz com cada novo doente devido à altura diferente de cada pessoa. A luz deve ser ajustada novamente quando um novo dentista utiliza a estação de trabalho, porque a altura dos seus olhos sentados é diferente e isto afectará a sua capacidade de ver dentro da boca do doente.

(9) Verificar a temperatura da divisão. Certifique-se de que a temperatura no seu espaço de trabalho não é demasiado fria, porque isso irá diminuir a circulação e o fluxo sanguíneo para as extremidades.

Na maioria das vezes, o ambiente de trabalho dos dentistas é húmido e frio, pelo que deve usar luvas e aquecer as mãos antes de trabalhar com um doente.

Factores de risco que contribuem para as LME em medicina dentária

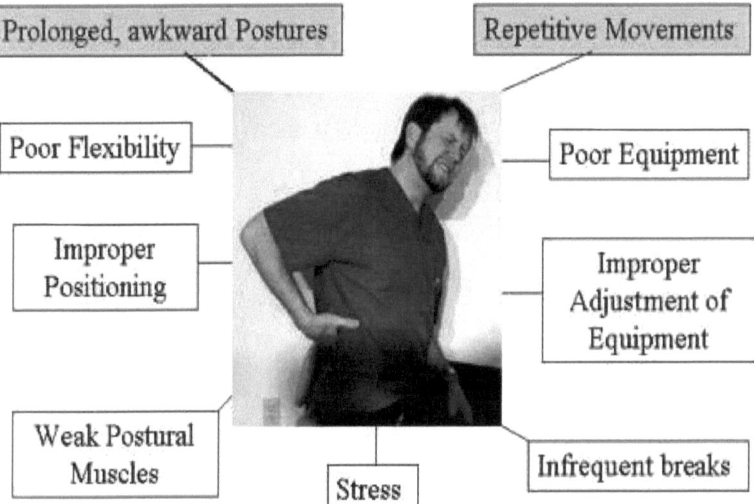

FACTORES HUMANOS QUE AFECTAM O RENDIMENTO DO TRABALHO E A FADIGA:

Durante o tempo em que o dentista, o assistente e o doente estão no consultório dentário, cada um deles está sujeito a várias tensões físicas e mentais. O resultado do trabalho obtido na prestação de cuidados dentários depende parcialmente da extensão e das manifestações destas tensões físicas e mentais. Algumas das fontes de stress físico e mental podem ser controladas, outras não. Por conseguinte, torna-se necessário analisar a origem e o impacto das tensões físicas e mentais que resultam em fadiga no trabalho.

STRESS MENTAL:

A medicina dentária é uma profissão stressante. Vários estudos e relatos anedóticos sugerem fortemente que certos distúrbios e aflições, especialmente em indivíduos susceptíveis, estão diretamente relacionados com a prática da medicina dentária na cadeira. Um número cada vez maior de dentistas está a sofrer níveis significativos de stress excessivo que conduzem a doenças físicas e psíquicas.

O stress é a resposta inespecífica do corpo a qualquer exigência que lhe seja colocada, quer essa exigência seja agradável ou não. As tensões mentais podem ser divididas em tensões que surgem no escritório e tensões que surgem fora do escritório, mas que afectam o desempenho no consultório. Num ambiente de escritório, onde dois ou mais indivíduos estão a interagir, existem normalmente áreas de desacordo silencioso ou aberto. A dor, a expetativa ou a dor, o pensamento sobre o custo e outras tensões podem alterar o grau de cooperação do doente. À medida que a cooperação do doente diminui, o stress físico e mental do dentista e do assistente geralmente aumenta.

A quantidade de stress sofrida pelos três indivíduos no consultório não é o único fator determinante para o eventual desenvolvimento total de fadiga física ou mental. Em vez disso, cada um dos três indivíduos está sujeito a stress que surge fora do consultório. Cada um deles tem problemas ou conflitos pessoais que são cumulativos e que se tornam evidentes na cadeira de dentista, onde influenciam o rendimento do trabalho, bem como a fadiga física e mental dos outros indivíduos no consultório.

Tensões de funcionamento:

As tensões operatórias surgem como uma parte rotineira da prestação de cuidados dentários. Os procedimentos operatórios longos são stressantes para o doente e para a equipa profissional que presta o serviço. Estas tensões só podem ser parcialmente controladas, uma vez que são uma parte obrigatória dos procedimentos operacionais normalizados. A solução para este fator de stress consiste em reduzir a carga de pacientes e introduzir mais pausas no horário diário. Infelizmente, esta solução implica uma perda financeira que pode resultar na substituição de um stress por outro.

STRESS E COMPORTAMENTOS AUTO-DESTRUTIVOS DOS DENTISTAS:

A exposição crónica ao stress durante um longo período pode ter um impacto grave na saúde física e mental e pode mesmo encurtar a vida. Dois problemas de saúde relacionados com o stress - a doença coronária e a hipertensão - são 25% mais prevalentes entre os dentistas do que na população em geral.

Talvez o maior perigo resida no efeito que o stress pode ter na saúde mental, especialmente quando um indivíduo não consegue lidar com o impacto emocional cumulativo do stress durante um período prolongado.

Factores de stress:

1. Confinamento
2. Ansiedade do doente
3. tratamento comprometido
4. Stress da perfeição
5. Elevado número de casos
6. Pressões económicas
7. Baixa autoestima Crise da meia-idade
8. Estirpe do papel
9. Dentista de alto risco
10. Factores de personalidade
11. Isolamento

ABUSO DE ÁLCOOL E DROGAS:

Antes de procurar ajuda psiquiátrica, um dentista perturbado pode agravar os seus problemas com auto-medicação ou álcool. A percentagem de alcoólicos entre os profissionais em geral é 1 ½ vezes maior do que entre os não profissionais. O abuso de álcool e a depressão agravada por drogas podem enfraquecer a determinação de um indivíduo para viver e, eventualmente, levar ao suicídio.

MEDIDAS PREVENTIVAS E TRATAMENTO:

1. Ensino dentário: Nas faculdades de medicina dentária durante o período de estudo.
2. Conselhos de autoajuda: Pode tentar fazer jogging, nadar, andar de bicicleta. Alargar as competências, reduzir o número de horas ou dias de trabalho ou ir de férias.
3. Rede de apoio: De outros dentistas e das sociedades.
4. Estilo de vida equilibrado: Desenvolver um estilo de vida equilibrado e tratar-se a si próprio como uma pessoa integrada. Quando o médico se tornar fisicamente apto, estimular o seu intelecto e melhorar e alargar as suas relações, começará a sentir que tem valor como ser humano e não apenas como dentista. Tem de deixar de se ver e de se utilizar como uma máquina, como um mero instrumento ao serviço da humanidade, ou continuará a enfrentar incontáveis doenças físicas e mentais.

OS CINCO GRANDES ASSASSINOS DE DENTISTAS:

As cinco causas mais importantes de morte prematura entre os dentistas do sexo masculino de meia-idade, por ordem de frequência, são as seguintes -

1. Doenças cardiovasculares
2. Cancro do pulmão
3. Acidentes de viação
4. Cirrose
5. Acidente vascular cerebral

Prevenção:

1. Selecionar um médico pessoal orientado para a prevenção
2. Pedir um exame físico completo
3. Fazer exames periódicos
4. Pedir recomendações dietéticas
5. Programa de exercícios

RELAXAMENTO

- O relaxamento é importante porque permite
- Conserva a energia produtiva que anteriormente era desperdiçada pela tensão e pelo stress
- É capaz de controlar a energia nervosa e concentrá-la para servir objectivos mais úteis
- Afecta frequentemente o desempenho de uma forma positiva, porque aumenta energia e vitalidade, permitindo que o organismo reponha as suas reservas
- Pode ajudar a preparar antecipadamente um indivíduo para fazer melhores escolhas e tomar decisões mais cuidadosas quando mais tarde tiver de reagir sob fogo
- Ajuda o dentista com competências em gestão do stress e relaxamento a discernir mais claramente a melhor estratégia a utilizar no consultório quando confrontado com uma situação emocionalmente carregada
- Proporciona um aspeto descontraído que ajuda a inspirar o paciente confiança e aumenta o seu nível de confiança.

TENSÕES OPERATÓRIAS

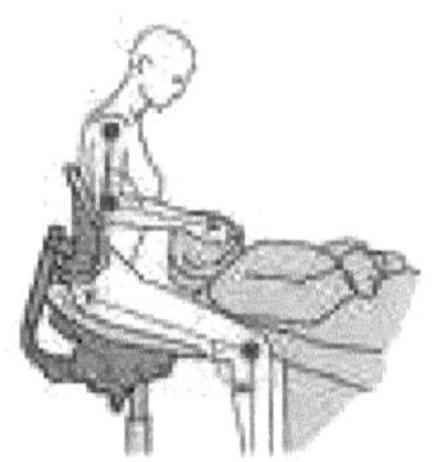

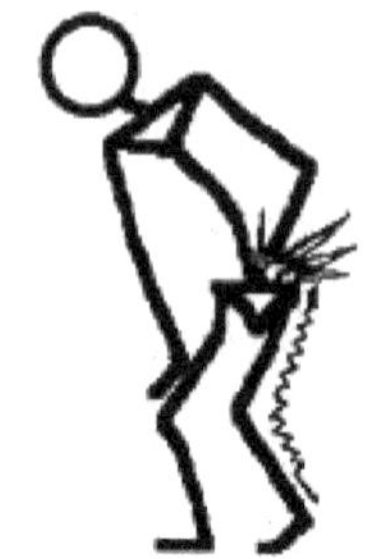

CANSAÇO FÍSICO E STRESS MENTAL

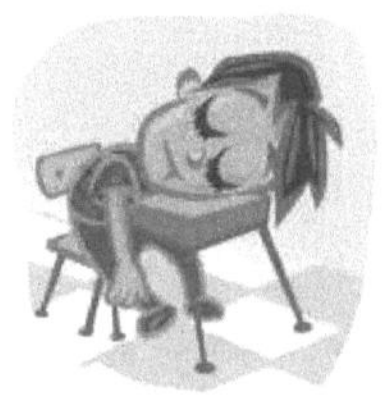

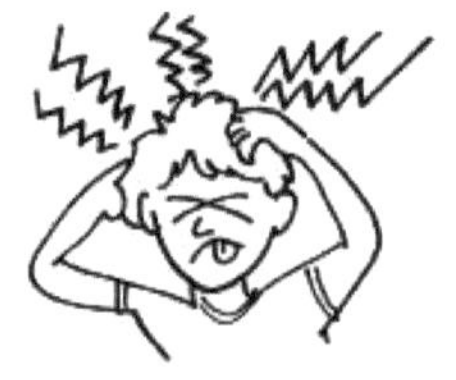

MEIOS DE RELAXAMENTO

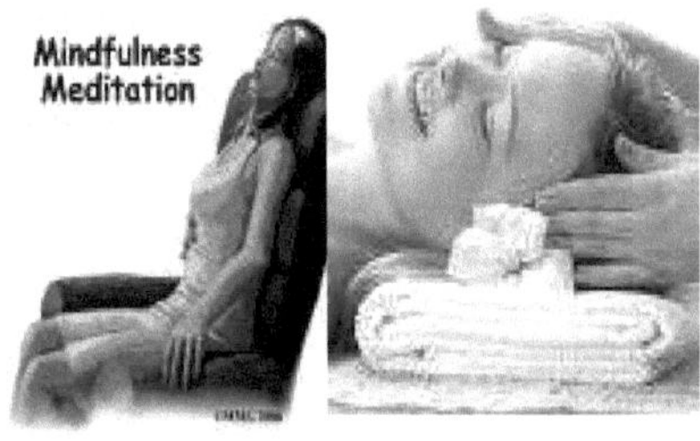

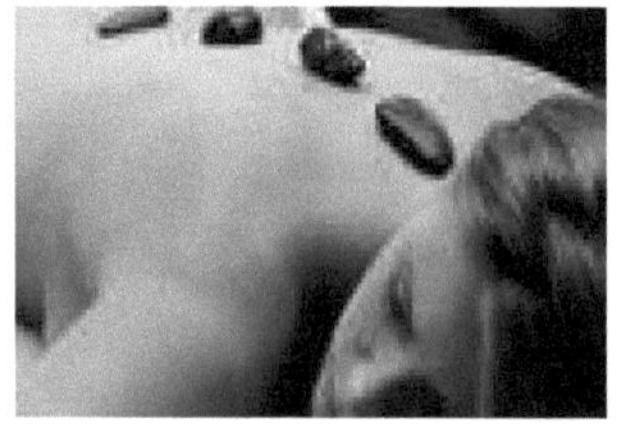

CONCLUSÃO

Os dentistas estão expostos a uma série de riscos profissionais no exercício da sua profissão. Assim, é obrigatório que os profissionais de medicina dentária estejam conscientes de todos os riscos profissionais e tomem as medidas de precaução adequadas para os evitar.

"O conhecimento dos riscos profissionais ajudará o dentista a prevenir esses factores de risco e, assim, a levar uma vida saudável.

Justifica-se uma formação específica relativamente aos cuidados com as mãos. Muitos dos problemas com o uso de luvas sentidos pelos dentistas reflectem cuidados inadequados com as mãos. São necessárias mais campanhas de educação sobre medidas práticas de controlo de infecções para todos os dentistas, independentemente do seu nível de experiência. As reacções de hipersensibilidade relacionadas com a utilização de biomateriais seriam importantes para uma monitorização contínua das reacções adversas, a fim de aumentar a informação sobre as caraterísticas biológicas dos materiais dentários. Deve ser dada ênfase à adesão consistente às estratégias recomendadas de controlo de infecções, incluindo a utilização de barreiras protectoras e de métodos adequados de esterilização ou desinfeção.
A exposição profissional ao VIH continua a ser uma preocupação para os profissionais de saúde. A prevenção da exposição através da utilização de precauções universais é o principal meio de proteção. O risco profissional de infeção pelo vírus da hepatite na medicina dentária é muito baixo. No entanto, a falta de uma vacina eficaz, a elevada taxa de infeção crónica e a eficácia limitada do tratamento podem ser motivo de preocupação para os dentistas que entram em contacto com sangue na sua prática diária.
Os sintomas psicológicos mais comuns na profissão de cuidados de saúde são a fadiga intensa, a tensão, a irritação e a frustração. Este endurecimento pode ser evitado melhorando o ambiente físico de trabalho e a fadiga e o desinteresse melhorando a postura de trabalho. As perturbações músculo-esqueléticas e as doenças relacionadas com o stress foram os dois grupos mais importantes que influenciaram a reforma antecipada.

Embora os níveis de exposição ao mercúrio entre os dentistas tenham vindo a diminuir de forma constante, a exposição profissional ao mercúrio entre os profissionais de medicina dentária continua a ser um assunto de interesse. Os dentistas e os seus colaboradores, ao efectuarem alterações relativamente simples na técnica e ao aplicarem procedimentos de limpeza simples, podem reduzir significativamente a sua exposição profissional ao mercúrio no ambiente dentário.

O stress faz parte da sua vida profissional. Os médicos dentistas estão expostos a uma grande diversidade de riscos profissionais no exercício da sua profissão. Devem estar conscientes dos possíveis riscos associados ao exercício da sua profissão, para que possam ser tomadas medidas preventivas.

Tendo em conta o que precede, são propostas as seguintes diretrizes para os profissionais de medicina dentária:

- O pessoal dentário deve utilizar sempre máscaras, luvas, instrumentos esterilizados e assepsia operatória quando lida com os doentes.
- O pessoal dentário deve submeter-se a exames médicos regulares e ser vacinado contra a hepatite e outras doenças mortais.
- O pessoal dentário deve manter sempre registos dos materiais dentários utilizados. Se ocorrer uma reação alérgica, é necessário voltar atrás para identificar o alergénio específico.
- O médico dentista deve utilizar luvas de nitrilo ou de vinil se houver suspeita de sensibilidade ao acrilato ou ao látex
- Criar um ambiente sem látex para o pessoal e os doentes com sensibilidade ao látex
- Manusear corretamente o mercúrio e outros materiais dentários e armazená-los adequadamente
- Seguir as recomendações de redução da radiação e submeter-se a um controlo regular
- Prestar cuidados de saúde adequados e evitar envolver-se em questões médico-legais
- Trabalhar com posturas de trabalho adequadas e
- Fazer exercícios regulares, ioga e meditação.

É também da responsabilidade ética estar consciente e seguir as medidas preventivas contra os riscos profissionais para se ajudar a si próprio, aos doentes e ao ambiente.

Reconhecimento

Curvo-me respeitosamente perante o Todo-Poderoso e os meus Pais por me terem dado a oportunidade de realizar o meu desejo.

Não tenho palavras apropriadas para apresentar os meus cumprimentos, a minha suprema sinceridade, o meu profundo sentido de gratidão e o meu sincero apreço pela minha querida professora, guia e mentora, a **Dra. K. Pushpanjali**, Professora e Diretora do Departamento de Odontologia de Saúde Pública do M.S. Ramaiah Dental College and Hospital, Bangalore, pela sua inestimável orientação, ajuda, apoio e encorajamento em todas as fases que tornaram possível esta dissertação.

Estou grata a todos os membros da minha família e ao meu marido, que têm sido uma fonte constante de inspiração e apoio para este projeto, com todo o seu zelo e devoção.

Por último, mas não menos importante, exprimo a minha gratidão a todas as pessoas que, direta ou indiretamente, me ajudaram a tornar possível a realização desta dissertação.

Lista de referências

1. Ayatollahi J, Ayatollahi F, Ardekani AM, Bahrololoomi R, Ayatollahi J, Ayatollahi A, Owlia MB. Riscos profissionais para o pessoal dentário. Dent Res J (Isfahan). 2012 Jan;9(1):2-7. doi: 10.4103/1735-3327.92919. PMID: 22363355; PMCID: PMC3283973.
2. Al-Khatib Ia, Ishtayeh M, Barghouti H, Akkawi B. Percepções dos riscos profissionais e medidas preventivas em Jerusalém Oriental. East Mediterr Health J 2006; 12: 153-60.
3. Chopra Ss, Pandey Ss. Occupational Hazards among Dental Surgeons (Riscos Profissionais entre Cirurgiões Dentistas). Mjafi 2007; 63: 23-25.
4. Goldman H S, Hartman K S, Messite J. Occupational hazards in dentistry (Riscos profissionais em medicina dentária). Chicago: Medical book publishers Inc; 1984.p.1-155.
5. K Park. Park's Textbook of Preventive and Social Medicine (Manual de Medicina Preventiva e Social de Park). 19th Edition. Jabalpur: M/S Banarsidas Bhanot Publishers; 2007. P. 658-673.
6. Soben Peter. Essentials of Preventive and Community Dentistry 4st Edition. Nova Deli: Arya (Medi) Publications; 2010. P.892-931.
7. Bailoor D.N., Nagesh K.S. Fundamentos de Medicina Oral e Radiologia. 1a edição. Nova Deli: Jaypee brother's Medical Publisher (p) LTD; 2005.p.182-193.
8. Anil Govindrao Ghom. Livro de texto de medicina oral. Nova Deli: Jayapee Brothers Medical Publishers (P) LTD; 2005. P. 247-251.
9. George M. Gluck. Community Dental Health. 5th Edition. Nova Deli: Mosby Publication; 2006.P.205-236.
10. James. F. Simon, James S. Dower, Bruce Peltier, e David W. Clinical Techniques. Quintessence Int 1994; 25; 641-646.
11. B.M.Eley. Possíveis efeitos nocivos do mercúrio da amálgama dentária. BDJ 1997; 12:182-5
12. Field FA A utilização de luvas com pó na prática dentária: um motivo de preocupação? J Dent 1997; 25(3-4): 209-14.
13. Jolanta Szymanska. Riscos profissionais da medicina dentária. Ann Agric Environ Med 1999; 6:13-19.
14. Molinari N A. Revolução do controlo de infecções para as precauções-padrão actuais. JADA 2003; 134:569-574.
15. Hamann C P, Rodgers P A, Sullivan K; Dermatite de contacto alérgica em profissionais de medicina dentária, diagnóstico e tratamento eficazes: JADA 2003; 134(2): 185-194.

16. Bethany Valachi e Keith Valachi. Mecanismos que levam a distúrbios músculo-esqueléticos em odontologia. JADA 2003; 10:1344-1350.

17. Stephen K. Harrel e John Molinari. Aerossóis e salpicos em medicina dentária: Uma breve revisão da literatura e implicações do controlo de infecções. JADA 2004; 135(4): 429-437.

18. P.Hörsted-Bindslev_ Toxicidade da amálgama - riscos ambientais e profissionais J Dent. 2004; 32(5): 359-65.

19. Goran Tošić riscos ocupacionais em odontologia - parte um: reacções alérgicas a materiais de restauração dentária e sensibilidade ao látex. Proteção do ambiente de trabalho e de vida 2004; 2(4): 317 - 324.

20. Masuda T M T, Takada Y M. Caso de autópsia médico-legal de um bebé sofreu um choque anafilático durante um tratamento dentário. Perigos potenciais na utilização de bebés com lençol de borracha. Jornal Japonês de Medicina Legal 2006; 60(2): 120- 124.

21. Alina Puriene, Jolanta Aleksejuniene, Jadvyga Petrauskiene, Irena Balciuniene, Vilija Janulyte Riscos ocupacionais da profissão de dentista para o bem-estar psicológico. Stomatologija, Baltic Dental and Maxillofacial Journal 2007; 9:72-78.

22) Peter A L, Ureporn K e Derek R S Occupational Health Problems in Modern Dentistry: A Review Industrial Health 2007; 45: 611-621

23) Surg Cdr SS Chopra, Surg Cdr SS Pandey (Retd) Occupational Hazards among Dental Surgeons MJAFI 2007; 63: 23-25

24) Ocek Z, Soyer MT, Aksan AD, Hassoy H, Manavgat SS. Perceção dos riscos profissionais entre os profissionais de saúde dentária de um hospital dentário na Turquia. Int Dent J 2008; 58(4): 199-207

25) Leggat P A and Smith D R Musculoskeletal disorders self-reported by dentists in Queensland, Australia ADJ 2009; 51(4): 324-327.

26) Manjunath M, Deepak TA, Krishna S, Bhanushree R. Biohazards in dentistry (Riscos biológicos em medicina dentária). J Indian Acad Oral Med Radiol 2008; 20:125-8.

27) K. M. S. Ayers, W. M. Thomson, J. T. Newton, K. C. Morgaine e A. M. Rich. Self-reported occupational health of general dental practitioners.

Medicina do Trabalho 2009; 59(3): 142-148.

28) ***Ashton I e Gill FS () Monitoring for health hazards at work.*** 2.ª ed. Oxford: ***Blackwell Scientific*** Publications; 1992. P. 43-45.

29) Política de minimização dos riscos de saúde ocupacional associados ao óxido

nitroso Pediatr Dent 2008-2009; 30(7 Suppl): 64-5.

30) Doris Gardner. Um método rápido para a determinação de mercúrio no ar por espetrometria de absorção atómica sem chama. Analytica Chimica Ata 1976; 82:321-327.

31) N S Yadav Rupam Sinha. SIDA e saúde oral (online). 2006(citado em 2009 Ago 21; Disponível em:URL www.dent.sbmu.ac.ir/libnews.asp.

32) Berglund A. Libertação de vapor de mercúrio da amálgama dentária. Swed Dent J Suppl 1992:85:1-52.

33) Diretrizes para a vigilância nacional de casos do vírus da imunodeficiência humana, incluindo a monitorização da infeção pelo vírus da imunodeficiência humana e da síndrome da imunodeficiência adquirida. MMWR 1999;48(RR-13):1-28.

34) Molinari, John A.; Harte, Jennifer A. Cottone's Practical Infection Control in Dentistry.3ª Edição. Egito: Lippincott Williams & Wilkins Publisher; 26 de agosto de 2009.P.1-9

35) Cottone JA. Infeção pelo vírus da hepatite B na profissão de dentista. J Am Dent Assoc 1985;110:617-621.

36) Brown J. Impact of intensified dental care on outcomes in human immunodeficiency virus Infection (Impacto da intensificação dos cuidados dentários nos resultados da infeção pelo vírus da imunodeficiência humana). AIDS Patient Care and STDs 2002;16:479-486.

37) Bartlett J, Gallant J. Medical Management of HIV Infection (Gestão médica da infeção pelo VIH). Baltimore: Universidade Johns Hopkins. *J* Am Acad Dermatol 2000 Nov; 3(5 suppl1):120-4.

38) Barnes PF, Bloch AB, Davidson PT, et al. Tuberculose em pacientes com infeção pelo vírus da imunodeficiência humana. N Engl J Med 1991;234:1644- 1650.

39) United States Dept. of Labor, Occupational Safety, and Health Administration 29, CFR part 1910.1030 occupational exposure to blood borne pathogens; Needle stick and other sharps injuries, final rule. Fed Regist 2001;66;53175325.

40) Larson E. Uma retrospetiva do controlo de infecções. Parte 2: Século XX - a chama arde. Am J Infect Control 1997;25:340-349.

41) Blankenau R. Reacções alérgicas a dispositivos médicos que contêm látex. Alerta médico da FDA. 1991;21:23.

42) Avery CM, Hjort A, Walsh S, et al. Perfuração da luva durante a extração cirúrgica de dentes do siso. Oral Surg Oral Med Oral Pathol Oral Radiol Endodont 1998;86:23-25.

43) Fisher AA. Reacções alérgicas de contacto no pessoal de saúde. J Allergy Clin Immunol 1992;90:729-738.

44) McCormick RD, Buchman TL, Maki DG. Ensaio aleatório, em dupla ocultação, da utilização programada de um novo creme de barreira e de uma loção contendo óleo para proteção das mãos dos profissionais de saúde. Am J Infect Control 2000; 28:302-310.

45) Merchant VA, Molinari JA, Pickett T. Penetração microbiana de luvas após utilização em procedimentos dentários de rotina. Am J Dent 1992; 5:95-96.

46) Stevens RE. Estudo preliminar: contaminação do ar com microrganismos durante a utilização de peças de mão com turbina de ar. J Am Dent Assoc 1963; 66:237-239.

47) Fine DH, Yip J, Furgang D, et al. Reduzir as bactérias nos aerossóis dentários: Utilização pré-procedimento de um elixir bucal anti-sético. J Am Dent Assoc 1993; 124:56-58.

48) Litsky BY, Mascis JD, Litsky W. Utilização de um colutório antimicrobiano para minimizar a contaminação por aerossóis bacterianos gerados pela broca de alta velocidade. Oral Surg Oral Med Oral Pathol 1970; 29:25-30.

49) Pratt LH, Smith DG, Thornton RH, et al. A eficácia de dois métodos de esterilização quando são utilizadas diferentes técnicas de pré-limpeza. J Dent 1999; 27:247-248.

50) Molinari JA, Palenik CJ. Controlo da infeção da superfície ambiental, 2003. Compend Contin Ed Dent 2004;25:30-37.

51) Spaulding EH. Desinfeção química e antissepsia no hospital. J Hosp Res 1972;9:5-31.

52) Kimmel K. Sistemas de trabalho num ambiente dentário. Quintessence International, dezembro de 1973:69-72.

53) Magora A. Investigação da relação entre dor lombar e profissão. Ind. Med. 1972;42:5-9.

54) Tarasoff G.D. Postural and kinaesthetics considerations in modern sit-down dentistry (Considerações posturais e cinestésicas na medicina dentária moderna sentada). J Can. Dent. Assoc 1969;35:154-158.

55) Forrest W. R. Stress e comportamento auto-destrutivo dos dentistas. Dent. Clin. North. Am 1978;22:361.

56) Killer J. Efeito da broca dentária de alta velocidade na audição dos dentistas. Dent. Abstr 1965;10:694.

57) Cooley R.L, Barkmeier W.W. Prevention of eye injuries in the dental office (Prevenção de lesões oculares no consultório dentário). Quientessences International 1981; 9: 953.

58) Mills L. Andersen F. Radiação ultravioleta e micro-ondas em medicina dentária. Medicina dentária geral 1981;29:481.

Autor 1- Dr. JYOTI BYAKODI

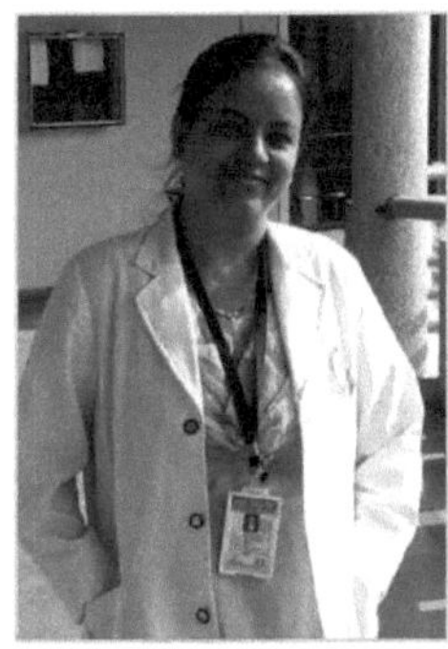

Dr. Jyoti Byakodi MDS

Professor MDS Diretor do Departamento de Saúde Pública Dentária

Vasantdada Patil dental college and hospital sangli. Maharashtra Email id -

jyotibyakodi@gmail.com

Contacto no-9518937950. Índia, Maharashtra

Experiência profissional-

Dentista de saúde pública dedicado e compassivo, com 14 anos de experiência na prestação de cuidados de saúde abrangentes a pacientes de todas as idades.

Competências em

- Epidemiologia,
- Saúde pública dentária,
- Programa de sensibilização da comunidade,
- Promoção da saúde,
- Prevenção e controlo das doenças orais, especialista em investigação.

Autor 2-

Dr. K Pushpanjali MDS Phd Professor e diretor do Departamento de Saúde Pública Dentária Faculdade e hospital dentário M S Ramaiah, Bangalore. Karnataka. Endereço de correio eletrónico: drpushpa14@gmail.com

Contacto no- 944829826

Autor 3-

3) **Dr. Raghavendra Byakodi** MDS

Professor e Diretor do Departamento, Departamento de Medicina Oral e Radiologia

Vasantdada Patil dental college and hospital sangli. Maharashtra Afiliado à Universidade de Ciências da Saúde de Maharashtra Nashik, Cidade -Miraj,

País-Índia

Email id- raghubyakodi@gmail.com Contacto no- 9975185890

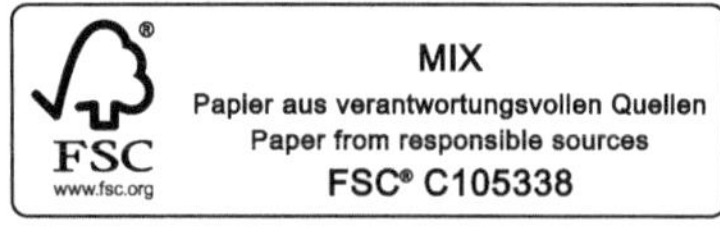

Printed by Books on Demand GmbH, Norderstedt / Germany